中医工程概论

余成麟　汪淼　著

ZHEJIANG UNIVERSITY PRESS
浙江大学出版社
·杭州·

前　言

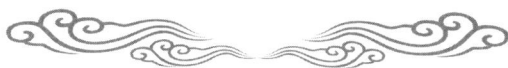

　　本书主要从中医的天人相应世界观来阐述中医的全局性工程思想，从五行生克乘侮来阐述系统性工程思想，从辨证论治来阐述中医的方法学工程思想，从未病先防来阐述中医的工程前置性思想几个方面来系统记述中医工程思想。

　　关于中医的著作已经汗牛充栋，拙著更多致力于中医跨界业态：包括如何立足于民生健康需求，更广泛地将生命科学、营养学、现代医学融合为一体；将"驭膳厨医""逆生原理""十字中医""醒髓疗法"等临床应用理论在内容上进一步阐发……敬请同道智者不吝斧正，以期为中医在盛世有所为而共勉。

　　有诗为证：

　　轩岐福荫华夏族，百年大计好时策；

　　子孙不堪疾患扰，可向其中寻斧凿。

余成麟　汪　淼

目　录

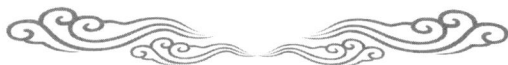

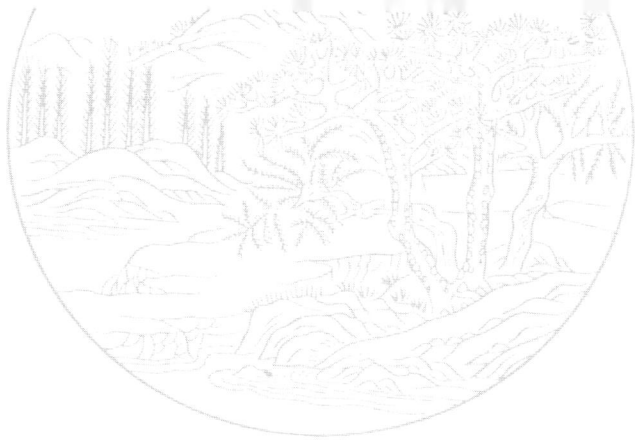

第一章

守正创新是中医的时代特征

2016年10月25日，国务院印发了《"健康中国2030"规划纲要》。该纲要从总体战略、指导思想和战略目标三个方面，对民生健康、民族健康提出了全新的规划和要求，这是时代赋予中医的新使命。

第一节 中医是打开中华文化宝库的钥匙

2015年3月25日《人民日报》第20版报道："中医药是打开中华文明宝库的钥匙。"中医是由中华民族改造世界的实践经验和科学总结而形成的，集基础科学、技术科学和应用科学于一体的文化；它在呵护中华民族健康的数千年历史长河中，烙印了华夏文明的根性思想。

华夏文明衍生于"易"文化，"日月为易，象阴阳耳"。《易传》曰："一阴一阳之谓道。"《素问·阴阳应象大论》曰："阴阳者，天地之道也，万物之纲纪。"而中医也是立足于阴阳来阐述疾病的发生和转化规律的。《景岳全书》曰："医道虽繁，而可以一言蔽之者，曰阴阳而已。"

《黄帝内经》成书于文字诞生之后的战国时期，在文字诞生之前，记事则用符号或者数字，比如八卦代表符号，河洛图代表数字等；从时间的先后顺序来讲，符号和数字早于文字，所以是先有"易"而后有"医"。唐代医家孙思邈有"不知易不足以言太医"的名论。邹学熹先生也说："易学是中医学的理论渊薮，而中医学则是易学原理在实际运用中的典范。"

《论语·为政篇》记载孟武伯问孝，子曰"父母唯其疾之忧"，就说明中医几乎植根于民众的所有生活中，普罗大众都可以找到按摩推拿的中医大夫，头痛脑热也可以在家解决；说明中医和中华文化同根同源，具有强大的生命力。

第二节 中医是民族伟大复兴的重要保障

习近平总书记曾指出，没有全民健康，就没有全面小康。习近平总书记始终强调，政府要把人民群众生命安全和身体健康放在第一位。

中医是一门应用性学科，不但有"导引、按跷、砭、针、灸、药"六法次第等系统性应用方法，比如医疗机构随时能满足大众的治病开方、针灸推拿等；还在家教家风、亲子代际关系等方面，滋养着华夏民族，古训"为人子女者，不知医为不孝；为人父母者，不知医为不慈""不为良相，则为良医"等一直激励引导着家庭的和谐。

曾经有一位年轻男性患者,其存在胃胀、呕逆、反酸、食欲下降和消化不良等症状,同时表现有严重的入睡困难、易醒、多梦,伴焦虑、抑郁甚至惊恐等神经精神症状。他到某医院做胃镜检查,结果显示"胃窦局部浅表性胃炎"。该院针对胃炎的医嘱是回家注意休息,保持合理饮食,无须用药;针对失眠等精神神经症状,则开了抗抑郁焦虑药。但治疗3个月后病症却无任何改善,患者感觉身体虚弱、无力,无法正常上班。后来,他找中医调理。中医认为"胃不和则卧不安",他不是患有两种病,而是肝胃不和。经中药调理3个月后,该患者各种症状大为改善,体力也基本恢复正常。

浙江农村有一位大娘,72岁时到上海带孙女,由于在城市住不习惯,患了焦虑失眠症,同时查出甲肝和高血压;出现彻夜难眠症状,遂回到农村休养,结果在75岁那年,因为高血压控制不佳而突发脑溢血,住进了浙大二院。住院一个月后回到农村继续疗养康复,当时症状包括头晕、胸闷、乏力和生活不能完全自理等中风后遗症。大娘每天要吃七八种药物来控制高血压、甲肝、焦虑症和中风后遗症等,体质比之前更差,每天除了身体上的痛苦,心里更是苦不堪言。后来大娘的儿子意识到母亲靠吃西药来康复身体、减少病痛很难。于是说服母亲调整生活方式和用中医方法调理。比如吃好早餐、定期艾灸神阙、睡前泡脚加揉腹三百下和练腹式呼吸一百下、每天走一万步锻炼身体等。没想到两年后,血压恢复了正常,中风后遗症完全消失,体能也恢复到了生病前的百分之八十。

中医是全民健康的重要保障之一。据2023年统计,我国各种慢性病的患者已经过亿,这个数据表明,我国全民健康的目标面临巨大挑战,同时卫生系统也承受着巨大的压力。各种慢性病的发生率在不断上升,疾病谱带还在向低龄化快速进展。这些数据让我们思考:为什么生活水平提高了慢性病却越来越多?为什么医疗技术越来越发达,病人却越来越多,,疾病也越来越复杂?《黄帝内经·上古天真论》认为,上古之人,其知道者,法于阴阳,和于术数,食饮有节,起居有常,不妄作劳,故能形与神俱,而尽终其天年度百岁乃去,就是积极干预疾病发生的保健方法。

第三节　中医是民生健康的基石

中医除文化属性外,还具有极强的技术性和应用性。在数千年的历史长河中,官方都积极办学来促进中医药的发展,比如始建于南北朝时期的太医署在隋唐达到完备,是世界上建立时间最早、规模最大的医药学校,对中医的传承与发展做出了巨大贡献;新中国从1956年开始建立中医学院与中医药大学来传承发展中医药事业。在非太平时期,散落民间传承各家技法的中医化解大众疾苦,由是中医被尊为"仁术",乃是社会对中医在保障民生健康方面的肯定。中医的家传、师承或者学校学习只是路径不同而已,对保障民生健康都具有极大的现实意义。

中医源自先民数千年生活实践的经验总结,再形成理论指导百姓的繁衍生息、衣食住行;它已经深深地融入华夏民族的血脉基因当中,保障着中华民族的生生不息。

中医文化诞生于中华文化之根的易学文化,对时间和空间的认知深刻。《黄帝内经·四气调神大论》认为,贼风数至,暴雨数起,天地四时不相保,与道相失,则未央绝灭。这里讲的是四时养生和因地治病等。《黄帝内经·至真要大论》:"天地之大纪,人神之通应也""厥阴司天,其化以风;少阴司天,其化以热;太阴司天,其化以湿;少阳司天,其化以火;阳明司天,其化以燥;太阳司天,其化以寒。以所临藏位,命其病者也。"这里讲的是五运六气、疾病和疫情发生、发展和转归的空间认知性。

中医在日常生活中指导着民众的衣食住行。《千金要方》第二十六卷:"精顺五气以为灵也,若食气相恶,则伤精也;形受味以成也,若食味不调,则损形也。是以圣人先用食禁以存性,后制药以防命也,故形不足者温之以气,精不足者补之以味,气味温补以存形精。"药补不如食补,五脏六腑的病症都可以选用食疗食养。如果有肝病,适宜食用麻、麦、犬肉、李和韭菜等,这些食物有助于调理肝脏功能。心病患者则宜食麦、羊肉、杏和葱等,有助于保护心脏健康。对于脾病患者,适宜食用粳米、牛肉、枣和葵花等,有助于调理脾脏功能。肺病患者宜食黄黍、鸡肉、桃和葱等,有助于改善肺部状况。肾病患者适宜食用大豆、黄黍、猪肉、栗子和藿香等,有助于保护肾脏功能。

中医的针灸推拿正骨等外治疗法更是世界康复医学的典范。马王堆帛书里的导引图,演化到国家体育总局现在推广的八段锦,成为人们锻炼的基本功法之一。汉代华佗总结前人模仿禽兽动作锻炼身体的经验,创立的五禽戏成为行之有效的医疗保健和体育运动,至今广为流传,深为世界人民所喜爱。

唐代孙思邈按五行相生顺序,配合四时季节,撰写了六字气诀诗歌:春嘘明目夏呵心,秋呬冬吹肺肾宁。四季常呼脾化食,三焦嘻出热难停。现在仍是临床调整身心相关疾病,比如抑郁、焦虑的有效非药物疗法。已经被国家体育总局纳入全民健身推广项目,为千万家庭的健康提供帮助。

中医最为独特的是对全生命周期的健康管理,特别是在预防医学上的杰出贡献。《黄帝内经》:"夫病已成而后药之,乱已成而后治之,譬犹渴而穿井,斗而铸锥,不亦晚乎。"有病治病,无病预防,中医有着得天独厚、无法取代的作用。钱乙是宋代儿科专家,所著《小儿药证直诀》是一部儿科医学专著,其方六味地黄丸至今已有近千年历史。

新中国成立后,中医药在多次流行病防治中扮演了关键角色。20世纪50年代,面对乙型脑炎等急性传染病,蒲辅周等名老中医运用中医理论和方法,有效控制了疫情。2003年"非典"肆虐,广州中医药大学邓铁涛带领团队用中药治疗取得了满意的临床佳绩。在2020年新冠疫情期间,中医药再次显现出独特价值,以"中药漫灌"的方式进行早期干预,不仅在预防、治疗、康复等各阶段发挥作用,还为全球疫情防控提供了"中国方案"。

第四节　中医外交是强国的有效路径

随着人类的社会活动和交流,中医正逐步成为我国外交事业的一部分,被世界人民所接受和喜爱,甚至在奥运赛场都可以见到外国运动员进行拔罐保养的场面。很多涉外机关、企业和人员在积极推动中医的国外发展并取得了丰硕成果。

中医在国家"一带一路"倡议下,正积极走进中亚、东南亚和欧洲等地区。上海三爱中医姚庆受邀带领团队每年走进哈萨克斯坦的阿拉木图和阿斯坦纳等地进行学术交流和义诊活动,受到当地政府和人民的热烈欢迎。上海中医药大学也在迪拜开设门诊部进行中医事业的海外服务。俄罗斯阿迪格国立大学受邀到上海访问交流药茶开发和引进中医居家护理等项目。美国硅谷也开办了中医非药物治疗中心等。中医产品随着社会活动也越来越被国外人士所喜爱和接受。

第五节　中医是人类命运共同体的践行者

中医作为中国传统文化的瑰宝,不仅是一门医学体系,更是一种蕴含丰富哲学思想与生活方式的文化,以其独特魅力在促进国际文化交流、分享中国智慧等方面被世界人民所喜爱。

一、中医在人类健康共同体的实践

(一)提高全球健康福祉

中医不仅具有简单高效、安全价廉的治疗优势,还在健康知识科普和实践技能提升方面具有明显优势。中医强调"治未病"的工程前置思想,主张预防为主来降低健康成本和提高生命幸福指数,与世界卫生组织提倡的初级卫生保健不谋而合,为构建全球健康体系提供了新思路和新方法。

（二）促进全球健康治理

中医介入新冠疫情防治期间，为全球公共卫生安全贡献了"中国处方"，有效降低了新冠重症的发生率和死亡率，得到世界卫生组织肯定。中医抗疟药物"青蒿素"的问世不但拯救了全球数百万人的生命，还实现了高疟疾流行区向低疟疾流行区的转变，并获得了诺贝尔生理学或医学奖。针灸的科学性和有效性引发全球持续的"针灸热"，已有100多个世卫组织成员国认可使用针灸。

（三）推广全球健康模式

中医倡导人与自然和谐共生，与联合国的环境保护和社会可持续发展不谋而合。中医通过推广使用自然疗法、草本药物来减少对化学药品的产业依赖，降低环境污染和增强健康指数，促进人类与自然和谐共生发挥着积极的作用。

二、中医在人类文化交流中的有力实践

（一）中医是促进文化交流的有效载体

众多名垂青史的中外文化交往，将中医带到了世界各地，体现了和而不同的命运共同体思想，体现出中医兼济天下的胸襟和气度。中医还通过"一带一路"倡议建立了很多海外中医合作项目和诊疗中心，让中医服务和产品走向世界，助力医疗卫生的国际交流。

（二）中医为世界健康提供合作机会

中医以数千年智慧总结，为全世界医疗体系提供了宝贵的借鉴意义。通过国际中医项目合作和中医教育培训，中医在治疗慢性病和疑难病上展现出独特优势，为迎接全世界健康挑战提供了新方案和新的合作意识。中医与现代科技相结合，通过人工智能辅助诊断、大数据分析药材质量推动了中医药现代化进程，也为全球医疗科技创新贡献了中医智慧；为解决全人类面临的健康难题提供了新视角和新工具。

（三）中医为世界各国提供了健康管理思想

中医独特的生命认知理论，充分彰显了华夏文明的精神内核，不断引起强烈的国际共鸣。中医"天人合一"的朴实哲学思想，为世界人民认识中医健康提供了参考。"阴阳平衡、调和致中"的健康管理思想，"固本培元、标本兼顾"的治疗思想，"道法自然、天人合一"的整体观，"大医精诚、仁心仁术"的品德思想，有助于推动建设一个持久和平、健康繁荣的世界。

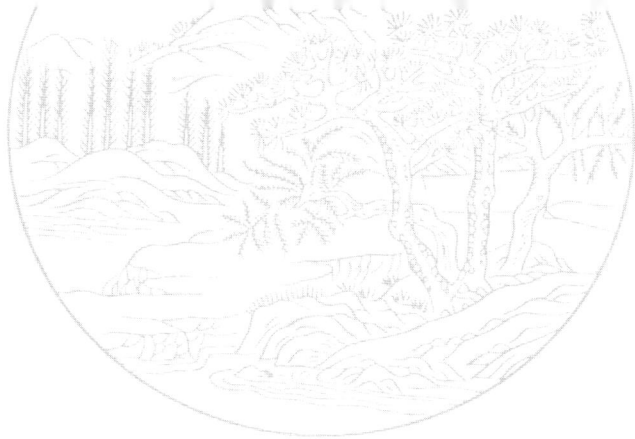

第二章

中医工程概论

第一节　天人相应是中医工程概论的理论基础

中国古代先民从天上的日月星辰、地上的山川河流和风雷雨电等自然现象总结出天圆地方学说,再进一步融入人们的生活中,比如古时的钱币是外圆中方的、筷子是前圆后方的等等。中医五运六气学说亦来源于"天以六为运""地以五承制"的天象认知。在宇宙这个巨系统,地球只是其中的亿万分之一;人类活动必须和自然界匹配才能得以进行。《道德经》第二十五章讲:"人法地,地法天,天法道,道法自然。"而中医也特别强调天人相应来从事医疗养生。《灵枢·本神》:"故智者之养生也,必顺四时而适寒暑。"中医的工程论也建立在天人相应的认知基础上,诚如钱学森教授在《人体科学与现代科技发展纵横观》里关于人天观所说的:"人体科学最后到哲学,我建议这个桥梁就是'人天观'……人天观有三个大的层次,一个是宇观的,一个是宏观的,再一个是微观的。"

第二节　生克乘侮是中医工程概论的系统方法

《道德经》第四十二章讲"道生一,一生二,二生三,三生万物",深刻说明了万事万物之间的逻辑联系。中医,一直在阐述阴阳的应用,比如阴阳对应在人体是上为阳、下为阴;后为阳、前为阴;表为阳、里为阴;腑为阳、脏为阴;在自然认知上热为阳、寒为阴等等。从治疗层面来讲依然在讲阴阳,比如寒则热之、热则寒之等等。

古人在用"阴""阳"看世界的过程中,逐步发现了其中的生克制化规律,比如水可以灭火、火可以烧干水等自然现象。再结合"地以五承制"的五行学说,就衍生了脏腑归属五行以后的"生克乘侮"概念。人体外部是大宇宙,内部是小宇宙;大世界有其生存运行的规律,小宇宙也同样需要生存运行下去。于是就诞生了比类取象的中医思想。

内部小宇宙也是一项精密的工程系统在运行,特别强调平衡制约机制,就像《淮南子·本经训》所述"日月淑清而扬光,五星循轨而不失其行"一样;这与坐标系中的直线斜率"$k=1$"完美吻合,而坐标是工程系的基础工具。直线上的点可以对应人体不同年龄阶段的身体平衡状态,也可以对应某个年龄阶段的不同脏器的平衡状态,如图 2-1 所示。

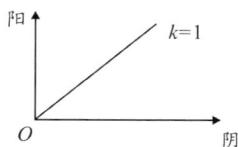

图 2-1　阴阳坐标示意

中医在数千年的累积中,各家学说汗牛充栋,令人目不暇接。但只要抓住其"来源于世界认知、总结于生命体验、着眼于身心合一"的主线和脉络,利用系统方法学来理解就比较容易了。

第三节　辨证论治是中医工程概论的哲学思辨

人体症状和疾病的发生、发展以及转归都可以通过时间轴上量变累积到质变来表示,这一动态被称为"疾谱"。这对于了解身体状态和进行医疗干预都是一个抓手,对于普及中医保健价值也是很好的路径。

中医是辨证论治和整体观的有机统一。中医对疾病的认知是与社会活动同步的,是从最原始的饥饿食伤、蛇虫兽伤、跌扑创伤到"六淫""七情"与化学灼伤、物理辐射伤、生物毒伤等漫长实践累积起来的医疗体系。

把中医的辨证论治再往前推就是证据医学。近代还原论是底层逻辑,利用因果律、矛盾论等哲学思想找到疾病发生的证据链,以进一步指导临床实践,找到多维因素中的核心因素加以解决,就能够快速提升临床治疗效果,促进民生健康的发展。

辨证论治中特别注重病因治疗,如果病因无法获得明确诊断就要积极病机治疗。比如《黄帝内经》的病机十九条就非常实用,但由于年代久远、文字简洁和语序等问题,导致理解和运用都比较困难;比如"诸风掉眩皆属于肝"这一病机,放在男女老少、春夏秋冬就会衍生出不同的诊断和治疗方案。

如果把临床中的瞬时辨证论治推演到全生命周期中就会诞生出平面病机和纵向病机结合的论治模式,把平面病机和纵向病机放在立体坐标系里就会形成立体的病机演变规律。比如《伤寒杂病论》所述就体现了由太阳之表到厥阴之里的病位进展规律,由阳明之热到少阴之寒的病性转化规律。

平面病机中首先关注的是当下时间里五脏六腑的寒热虚实、功能盛衰的症状或者体征,遵从"急则治标"的治疗原则进行诊断和形成方案。比如胆结石引起的腹痛、胰腺炎引起的腹痛、寄生虫引起的腹痛、胃炎引起的腹痛和食积引起的腹痛等，"缓急止痛"就要列为治疗目标。

其次，必须为出现的症状或体征进一步查找病因；如果麦氏点出现疼痛可能是阑尾炎、输尿管结石等。如果按病因排序，则阑尾炎排在第一位，结石排第二位。结石在疼痛缓解以后还要继续通过化、移、排、冲来恢复生理功能。

再次，还要把局部的功能障碍放在整体层面来考量，比如冠心病患者不一定只有心脏血管问题，而是具有排列组合特征（C_m^n）。

最后是支持系统，患者配合治疗方案的程度，尽量遵从"快""猛""准"的原则。

纵向病机考究的是脏器功能出现障碍的来龙去脉。局部问题既可以作为结果，又可以成为未来结果的原因；所以，问题的因果关系类同于阴阳的瞬时转换变化。人体只有在创伤速度大于修复速度的情况下，疾病种类才会越来越多。

现在常见的囊肿并不是出生就有的病理产物，它是从无到有、从小到大渐进性形成的。肺大疱患者根据具体情况选择优质蛋白、单不饱和脂肪酸等肺泡表面活性剂，肺大疱得以消失。很多肺泡的可逆性创伤有机会恢复，经常食用百合、雪梨、大枣、陈皮、大蒜和冰糖，对吸烟形成的肺纹理增多增粗有较好效果。

中医素有"正气存内邪不可干，邪之所凑其气必虚"的良训，纵向病机是"缓则治本"原则的具体应用。人体受精卵在分化形成各种器官组织的过程中，受到时间和空间的精密控制，体内的免疫监视系统从小就有效地呵护着健康。"阴阳、气血、精神"既可以指当下的身体状态，又可以指器官组织的功能状态。"缓则治本"就是强调适寒暑、节喜怒和调刚柔来达到"阴平阳秘、精神乃治"的境界。

总之，平面病机和纵向病机是随时转化的。如果当下的疾病没有痊愈，就会形成纵向病机，旧疾发作又形成平面病机。

第四节　未病先防是中医工程概论的前置思想

首先，现代医学强调九系分科来处理临床的复杂问题，研究也是越来越深入到细胞、基因层面，但如果只解决结果而没有溯因下手，很多问题还是会延续下去。患者就医流程如图2-2所示。

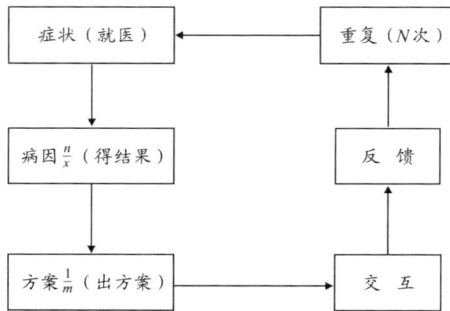

图 2-2　患者就医流程示意图

图 2-2 展示了患者就医流程。患者都是因为出现不舒服的症状才会去医院，然后通过检查来明确诊断，随后进行相应的治疗。有症状一定有病因，一个病因可能引起较多症状，如感冒就可能表现为发热、疼痛、咳嗽或者恶心、呕吐、腹痛等症状。也可能很多病因引起一种症状，如头痛可能由感冒、鼻窦炎、中耳炎、神经炎、疱疹病毒感染、颈椎病、贫血、血管病变和肿瘤等引起。致病因素可能有很多种，具体到患者可能是 1 种，也可能是 n 种，可用数学公式表示为 n/x。

根据病因设计方案就有很多种，选择一种方案执行就表示为 $1/m$。当方案有效果后，就是寻求新问题的解决方案；当方案效果不理想，则重新进入就诊流程，如此往复就是就医的底层逻辑。

其次，疾病是依附于人而存在的，好好吃饭比努力吃药更重要。

最后，有氧代谢是人体生命活动的先决条件，故中医特别重视导引（术）来进行保健活动。呼吸功能就是人体摄入氧气和排出二氧化碳的过程，它奠定了中医导引和功法的价值。总之，当个体进行积极的自我保健和未病先防时，可以大幅降低就医的频次和就医流程的深度。

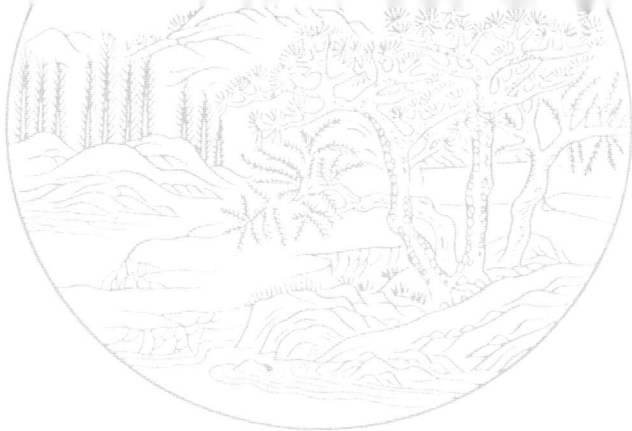

第三章

数字中医

第一节 数字中医具有便捷高效性

人们在用智能手机沟通之前,主要通过书信交流。无法面诊的患者通过书信来诊断和给予治疗方案,往往也能获得较好的临床效果。医患交流方式随着科技进步而不断更新迭代,现在可以通过视频直接交流,这在以前是无法想象的。

现实社会对健康需求非常巨大。国家提出《"健康中国 2030"规划纲要》等健康战略目标,让非医人员成为自己的健康责任人就成为健康战略的重要部分。让医学专业人员更快、更多和更高效地服务于临床需求,也是迫在眉睫需要解决的事情。数字中医可以更好地为民生健康服务。

第二节 数字中医生命力

我们对中医进行深层次调查研究后,建设了中医数字化服务平台,将学习、方案和产品进行了有机整合,如图 3-1 所示。

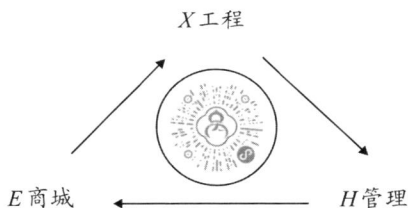

图 3-1 数字中医逻辑示意

图注:X 工程汇聚中医课程,供中医爱好者进行学习。H 管理是将健康档案或病历进行管理,便于查阅和研究。E 商城是供应健康方案中的产品。

第三节 数字中医的直接价值

《黄帝内经·四气调神大论》:"病已成而后药之,乱已成而后治之,譬犹渴而穿井,斗而铸锥,不亦晚乎?"千年的养生智慧需要继承发展。

如何让中医价值触手可及?归纳起来有三条路径:

　　首先,中医教育应从孩子抓起,让孩子从小树立良好的中医观念和践行习惯,防微杜渐地降低健康成本,启蒙教育、生活化、产业化。《东医宝鉴》认为,古之神圣之医,能疗人之心,预使不致于有疾;今之医者,唯知疗人之疾,而不知疗人之心,是犹舍本逐末,不穷其源,而攻其流,欲求疾愈,不亦愚乎! 现在的孩子非常适应互联网生活,如果中医能融入数字技术,将能有效地促进其直接价值的体现。

　　其次,中医生活化,举手投足皆是中医。驾驭日常的膳食结构,让厨房中的食材变药材,厨师变医生等,都可以呵护家人健康。

　　最后,让中医价值产业化。"医人自医、非医而医"可以促使中医发挥最大的价值。

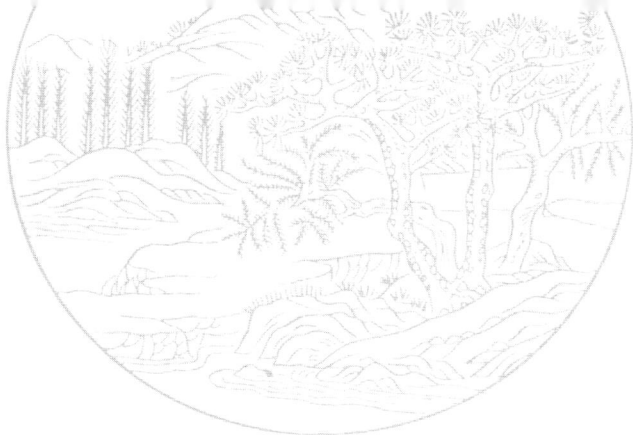

第四章

中医跨界

第一节　医养健有机结合的高性价比

《千金要方·治病略例》:"夫天布五行,以植万类,人禀五常,以为五脏,经络腑腧,阴阳会通,玄冥幽微,变化难极。"进行全周期、全方位和全流程的健康管理是健康成本最低的路径。一方面,生命是以无限的方式进行延续,任何个体都必将参与其中;另一方面,生命又以相对的时限来展示其阶段性特征,任何时候都可能遭受不可预期的创伤。

个体随着年龄的增加,人体的能量是熵增耗散的。当身体发育到一定阶段后,随着年龄的增长,患病概率越来越大,患病种类越来越多,并且病情越来越重。年龄与体能关系如图4-1所示。

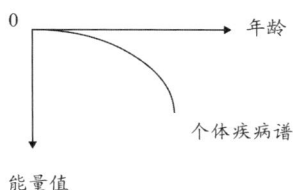

图 4-1　年龄与体能—疾病谱关系示意

就医疗、养生和保健来讲,三者不但与观念意识相关,还与经济基础密不可分。生活中大部分人在意医学治疗,少数人会注重养生,极少数人会进行主动保健。健康意识人群比例分布如图 4-2 所示。

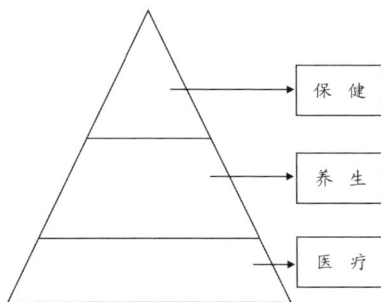

图 4-2　健康意识人群比例分布示意

王阳明曾说:"心不苦则智慧不开。"首先,身心没有遭遇剧烈创伤的时候,没有人会接受"创伤一定会发生,只是时间问题"的观念,从而采取积极的措施加以防范。其次,医疗行为只是立足于解决健康末端问题,很难做到工程前置给出健康管理方案。最后,在康养措施落地方面也严重滞后。如果医养健有机结合形成合力,对呵护健康就具有极大价值。

医-养-健虽然是健康措施的三个层次,而底层逻辑却是器官组织的创伤累积到质变的过程(如图 4-3 所示)。

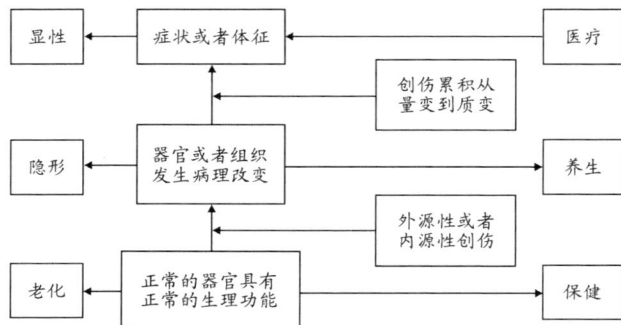

图 4-3 "医-养-健"对应病理示意

人体好比一件非常精密的"仪器",殷勤保养就耐用。人体的生长发育离不开代谢过程,如果代谢出现障碍就会产生创伤致病。

《灵枢·本神》认为,天之在我者德也,地之在我者气也。德流气薄而生者也。故生之来谓之精,两精相搏谓之神,随神往来者谓之魂,并精而出入者谓之魄,所以任物者谓之心,心有所忆谓之意,意之所存谓之志,因志而存变谓之思,因思而远慕谓之虑,因虑而处物谓之智。故智者之养生也,必顺四时而适寒暑,和喜怒而安居处,节阴阳而调刚柔。如是,则僻邪不至,长生久视。

古人将创伤总结为"正气存内邪不可干、邪之所凑其气必虚"。解表安里的治疗细则中就包括邪道、瘀道和气道三方面的应用(如表 4-1 所示)。

表 4-1 组织器官与干预因素示意

五脏　　　　　病理	邪道	瘀道	气道
心			
肝			
脾			
肺			
肾			
其他组织器官			

第二节　跨界是时代需求

一、中医与营养的跨界

《淮南子·修务训》认为,尝百草之滋味,水泉之甘苦,令民知所避就。中医一方面强调先食后药来康复疾病;另一方面,也从历史用药中筛选出安全高效的中药,作为药食同源品类。

随着人类代谢性疾病呈高发趋势,疾病谱带低龄化非常严重。一直依靠西药来降指标是无法获得健康满意度的。利用"五少三多"原则产生的营养早餐,干预代谢性疾病的效果比较满意。早餐需要摄入 18 克优质蛋白和足量矿物质,启动蛋白质糖化供能,第一时间修复机体创伤。可以选择 300 毫升果蔬汁加 3 个鸡蛋白。营养早餐底层逻辑如图 4-4 所示。

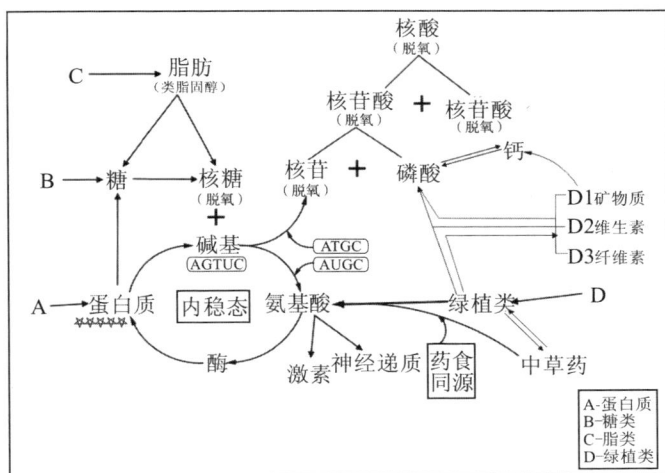

图 4-4　营养早餐的底层逻辑示意

在证实核酸是遗传物质之前,很长时间是把蛋白质作为遗传物质。蛋白质对人体非常重要,很多激素和神经递质都需要氨基酸来合成。激素和神经递质都是调控人体生理功能的信使,如肾上腺素、甲状腺素和卵泡刺激素等。蛋白质是稳定细胞内稳态的重要物质,优质蛋白提供人体必需氨基酸,很多植物也能提供人体必需氨基酸,这是药食同源的基础。核糖和碱基合成核苷以后需要磷酸来合成核苷酸,进一步合成核酸进行遗传物质信息的组装和转录。

人体骨骼就是钙和磷的供给场所,肾病患者常见钙磷指标异常,这与中医理论"肾主骨生髓"比较契合。钙、磷、钠、钾都是维持细胞膜通道的电能载体,在生理学上被称为离子泵。人体食物补充矿物质不足的情况下,就需要动用骨骼来提供原材料。中医用药中就包含很多草本植物、动物骨骼和矿物质来提供营养物质参与人体新陈代谢,从而促使疾病康复和痊愈。脂肪、糖与蛋白质需要比例平衡,一旦平衡被打破,就会产生高脂血症、糖尿病和高尿酸血症等。利用"启动蛋白质糖化供能"和"稳定细胞内环境"来校正代谢性疾病谱带往往获得满意效果。营养早餐可将人体从重病变轻病、多病变少病、有病变无病和无病变健康。

二、中医与现代医学的跨界

现代医学讲究系统学习和临床分科,偏重于手术恢复结构和抗生素抗感染治疗。这样便于医生聚焦时间和精力取得成绩,但也较易局限医生的思维能力。中医理论非常重视整体观念,但也局限于大夫深度探究问题的能力,因此社会上就有"中医治不好病、吃不死人"的讹语。中医和现代医学如何形成合力解决问题是医学界最热门的话题,但由于理论渊源和认知的不同,仅止步于中西医结合的学科建设。

2018年曾治疗一例胃癌患者,神色黯黑、骨瘦如柴,在左锁骨上出现8厘米巨型墨绿色淋巴结肿块,诊断进入了胃癌晚期阶段。基于患者千里求医的思量,根据"肺主气"和"病极至肾"的原理,处方百合固金汤和六味地黄丸加减。2个月后复诊,淋巴结肿块缩小到目测不见,体重亦明显增加。

我们从2006年开始梳理疾病谱带,耗时10年成型"逆生原理"学术思想,分为"百病肝为先"之肝肠循环、"久病寻气血"之体液循环和"疑难窥通道"之神经内分泌循环三部分。

首先,《素问·经脉别论》:"食气入胃,散精于肝……"讲的就是食物消化吸收的肠肝循环过程。食物通过肠道消化吸收后,再经肠系膜上、下静脉汇入门静脉进入肝脏,在肝脏进行解毒、生化合成以后通过肝静脉进入血液循环。肝脏的解剖结构和生理功能就想一个过滤器一样,维护着血液循环的正常运行。如果肝脏这个过滤器一旦堵塞就会形成系列临床反应。

其次,肝脏生成的胆汁进入十二指肠参与脂肪的消化吸收,这是"肝主疏泄"的生理基础。如果胆汁代谢异常就会影响到"肝主藏魂"而出现神经精神症状,比如失眠、暴躁和焦虑等。如果胆管发生水肿、胆盐和固醇发生沉积就会形成胆结石。如果结石堵住胆道将会形成不同的临床证候，如胆管结石、肝管结石、胆汁性肝硬化、急慢性胰腺炎、胆汁反流性胃炎、肠易激综合征等。如果胆汁发生改变，将会对整个消化系统产生影响。肝肠循环是建立在肠肝循环生理之上的功能表现。

最后，《素问·灵兰秘典论》："大肠者，传道之官，变化出焉"，说的就是肠道形成大便，如果腑气不通会对人体产生很大的危害。肥胖患者除了体脂以外还有宿便的加持，结肠袋在宿便重力的影响下逐步丧失收缩排便功能，就会促使肚腹越来越大。中医素有"宿便乃百病之源"的俗称。《素问·六节脏象论》认为，脾、胃、大肠、小肠、三焦、膀胱者，仓廪之本，荣之居也。名曰器，能化糟粕，转味而入出者也。所以，肠道要以"通"为先。选方如增液承气汤、乾坤丹等。《素问·六节脏象论》认为，五味入口，藏于肠胃，味有所藏，以养五气，气和而生，津液相成，神乃自生。

《素问·经脉别论》认为，脉气流经，经气归于肺，肺朝百脉，输精于皮毛。毛脉合精，行气于腑，腑精神明，留于四脏。这是古人对肠肝循环完成营养物质的消化吸收以后，依靠体液循环将五谷精微输送到全身的论述。

首先，心脑血液循环障碍就会产生心脑血管疾病，心脑血管疾病的致残率、致死率都非常高，会严重影响生活质量。《素问·灵兰秘典论》："心者，君主之官也，神明出焉。""主不明则十二官危，使道闭塞而不通，形乃大伤，以此养生则殃。"

其次，中医里称氧气为'宗气'，良好的心肺循环是保障机体有氧代谢的基础。《灵枢·邪客》："宗气积于胸中，出于喉咙，以贯心脉，而行呼吸焉。"宗气不足则会出现头痛、恶心、呕吐、虚汗、情绪激动、烦躁不安、运动不协调和惊厥等症状。

再其次，中医称谓心肾循环为"水火既济"，当心肾循环出现障碍就会出现高血压、哮喘等疾病。《易》认为，水火荡流行之变易，故一主降而一主升。夫如是，斯得循环无已。

最后，良好的冠脉循环是心脏保障全身血液循环的必要条件，如果心脏功能出现障碍就会危及生命。冠状动脉具有独特的生理特征，血液质量和瓣膜关闭状态都是不容忽视的重点。《血证论》："血攻心，则昏迷，痛欲死。血虚，则神不安而怔忡；血瘀，亦怔忡。火扰其血，则懊恼；与小肠为表里，遗热于小肠，则小便赤涩；火不下交于肾，则神浮梦遗。火不宣发，则为胸痹。实火上壅，为喉痹；虚火上升，则舌强不能言。神不清明，则虚烦不眠，动悸惊惕。"又曰："如邪气不去而补之,是关门逐贼;瘀血未除而补之,是助贼为殃。补气以摄血,此为气脱者说。又有引火归元法,此为水冷火泛者论。"

神经内分泌是非常复杂的部分,许多疑难杂症就是神经内分泌系统功能障碍所致。《灵枢·天年》:"使道隧以长,基墙高以方,通调营卫,三部三里起,骨高肉满,百岁乃得终。"营养物质被机体利用、保护生命密码不被破坏和远离疾病的关键就在于此。某些特化的神经细胞分泌的生物活性物质,具有经血液循环或局部扩散调节其他器官的功能,如由促甲状腺激素细胞分泌促甲状腺激素。神经激素沿着轴突传递,进而在某些特化区域释放入血,从而在感觉与应答之间构成联系。神经内分泌系统显著提高了机体的应激能力,是受到人体严密保护的。其受到创伤也是病程最长、最难痊愈的,甚至遗传子孙后代。《素问·四气调神大论》:"逆其根,则伐其本,坏其真矣。"

随着年龄的增长,气虚血少是一种常态。女性随着年龄的增长,受孕能力越来越弱。阳气不足则出现寒证较多,阴气不足则出现虚热表现等。临床治疗气虚血少需要补气补血的黄芪、人参、当归、熟地。需要滋阴补阳选用黄精、枸杞、肉苁蓉。阴津充足则生精就好,选用五福排毒饮的玄参、天冬、麦冬、生地、熟地来滋补阴津。配伍桃红四物汤是益阴活血治疗方法。气滞血瘀是气虚血少发展而成的新病态,再发展就产生虚实兼夹证候。

太桑膏用补气的太子参配伍滋阴的桑葚子,变成益气滋阴法,适宜治疗各种原因导致的肠道功能障碍。针对老年人来说,通过益气养阴、益阴活血法改变其气虚血少、阴虚阳虚的生理状态,是由病及生的临床实践。若咳嗽痰多,配伍二陈汤是益阴涤痰而不伤阴。若喘促心慌,实证配伍款冬花、杏仁、葶苈子、苏子等,虚证配伍人参、白果、五味子等。

三、中医的自我迭代

中医素有"可学不可行"的训诫。《千金要方·大医精诚》认为,既非神授,何以得其幽微?世有愚者,读方三年,便谓天下无病可治;及治病三年,乃知天下无方可用。患者四处求医问药往往无果而终,一方面是自古良医难觅,另一方面是时代催生了新的疾病和谱带。

中医需要自我迭代满足时代需求。对阴阳、五行、藏象、气血和精神进行诠释来指导中医的学习就比较节省时间和精力,故此称为"十字中医",如图4-5所示。

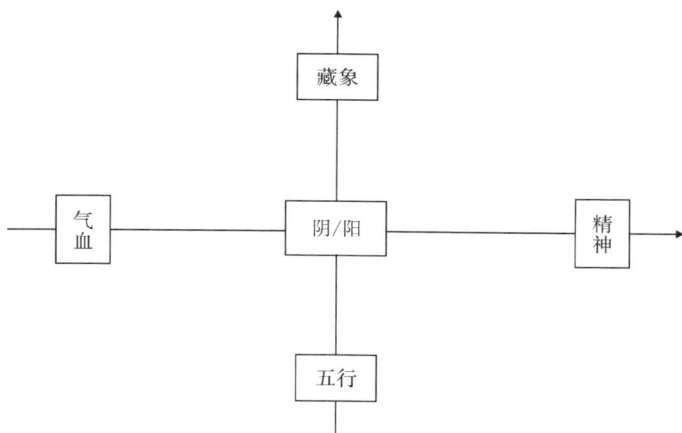

图 4-5　十字中医示意

"十字中医"是以"阴阳"为总纲,把"阴阳、五行、藏象"结合形成哲学思辨的临床思维方式;把"阴阳、气血、精神"结合形成"阴阳以生、气血以成、精神以长"的临床治疗体系。以"阴阳、五行、藏象、气血、精神"作为理论基础,然后衍生出"寒热虚实"为治病方向、"轻重缓急"为病势准绳。

阴阳不是独立存在的,"孤阴不生、独阳不长"。既有对立制约的平衡特质,又有互济互生"大而无外、小而无内"的共生属性。"一阴一阳之谓道"是指雌雄诞生生命体,从无到有属于"阳",从有归无属于"阴"来阐述世间万物的"始终"规律。

阴阳是中医的源代码,是符号,是概念,不能做任何具体指代,却可以做任何的指向。天为阳,地为阴。阴盛为寒证,阴虚为热;阳盛为热症,阳虚则寒。

表里决定疾病病位,决定升降浮沉的用药和引经药的选择。寒热决定疾病病性,决定用药的热寒方向。虚实决定疾病的病势区别,决定用药的补泻选择。

阴不足有肺阴不足,选用百合类方药;心阴不足选用生脉饮;胃阴不足选用玉竹散;肝阴不足选用一贯煎;肾阴不足选用六味地黄丸或左归丸。如果肺阴过剩则生痰,首选二陈汤。若寒痰则配伍半夏、南星、白芥子等;若热痰则配伍礞石、竹沥、天竺黄、海浮石等。

气血是维持生命活动的客观物质。气血的病机表现为"气虚血少"和"气滞血瘀"两个维度。它可以是同一症状的两个方面,也可以是完全不同症状的虚实结合。在临床上处理气血的病机问题一定要遵循"死去活来"的原则。人体良好的血液循环离不开神经内分泌系统的精细调控、良好的气血循环通路、脏器之间的协调平衡和优质的代谢等要素。个体想要获得健康体魄,必须密切关注血液循环状态。水肿则利水,津亏则补津,精损则填精。

气滞分为气虚和气急。气虚则选补气的人参、黄芪之类,气急则选理气的陈皮、青皮、枳壳、枳实等。血瘀分为血虚和血淤。血虚则选补血的四物汤,血淤则需要活血和祛瘀并进。治疗血瘀的首选方是桃红四物汤。五脏局部瘀滞可再细分寒瘀和热瘀,治疗胸痹心痛的瓜蒌薤白汤属于寒热错杂偏热瘀类型。

气滞血瘀的第一病机是气虚血少应采用补法,选用八珍汤、十全大补汤、人参汤等。第二病机是气滞血瘀应采用消法,选用琉璃饮治疗热症、达元煎治疗寒证等。

精神则反映个体的功能状态。两精相搏谓之神,可以理解为父母之精。第一,代表外界氧气和水谷精微;第二,代表意识形态和行为模式;有形之精在内作为结构物质,无形之神在外成为功能展示;两者相合才生生不息。

五行是阴阳理论不能完全解释客观现象时诞生的,用"木""火""土""金""水"五种符号来阐述相关的客观现象,用"生""克""乘""侮"来推演客观现象的内在逻辑关联。在中医临床中"生"与"克"是生理过程,"乘"与"侮"是病理变化。

藏象是用阴阳和五行来阐述人体脏腑生理和病理变化的统筹方法。肝和胆类比木的功能,心与小肠类比火的功能,脾与胃类比土的功能,肺与大肠类比金的功能,肾与膀胱类比水的功能。

中医的阴阳学说是辩证法,五行学说是逻辑法,藏象学说是统筹法,如此运用可以大幅提高临床疗效。

寒热的治疗方向是解表安里。表证不解则里证难安,脏器无法平和。五脏寒热配伍药物各有所主。肺寒治疗药物主要有麻黄、细辛、款冬花、紫菀等;心寒治疗药物主要有桂枝、干姜等;胃寒治疗药物主要有生姜、高良姜等;肝寒治疗药物主要有吴茱萸、小茴香、姜黄等;肾寒治疗药物主要有附子、肉桂、干姜等。肺热治疗药物主要有黄芩、瓜蒌、桑白皮等;心热治疗药物主要有黄连、竹沥、生地、牡丹皮、赤芍等;胃热治疗药物主要有知母、石膏等;肝热治疗药物主要有大黄、栀子、连翘等;肾热治疗药物主要有泽泻、滑石、地骨皮等。

虚实的治疗方向是益气活血。一是量比问题,虚实各占百分之五十,或虚多实少、实多虚少。二是脏器问题,如肺胃实肝肾虚等。三是部位的问题,如上实下虚等。

四、中医外治的跨界

《史记·扁鹊仓公列传》:"上古之时医有俞跗,治病不以汤液醴酒,镵石,挢引,案抚,毒熨……"等记载的就是非药物治疗的历史资料。中医非药物疗法统称为外治法,名门流派数不胜数。针灸外治疗法中迎随补泻的"经气"是什么?为什么在治疗中风患者时,身体素质好的疗效就好?醒髓疗法就是按照人体控制理论将个体由上往下、由中心向四周分成局部来管理,头颈肩部应用头颈肩松解术、脊椎背部用开膀胱经、腰腹部用调冲任温督带、上肢部位用开奇经和下肢部位用通八脉五个单元。既体现了整体控制理论,又遵从局部疗效的需求。如神经创伤的康复治疗,疾病的激素替代治疗,关节置换治疗等。另外,中医的穴位和五脏情志都具有相关性,如图4-6所示。

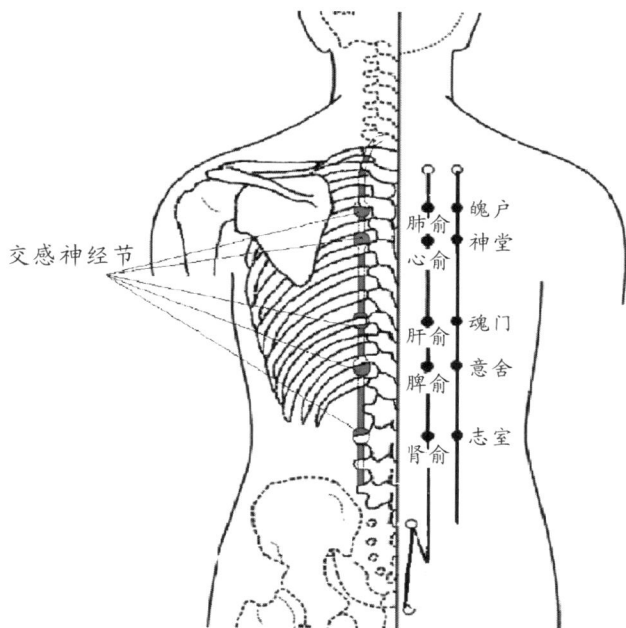

图4-6 穴位解剖逻辑示意

古人运用天人相应的原理推导出经络和穴位,应用于临床取得了显著疗效。中医针灸已经被全世界认可和接受,迫使研究人体机能的机构努力探究其机制机理。对比足太阳膀胱经循行路线和现代解剖结构中的脊神经交感神经链有惊人的对应关系,这对于醒髓疗法的深层次研究具有巨大意义。

神经系统和内分泌系统是机体的最重要调节系统,它们相辅相成共同调节机体的生长发育和各种代谢,维持内环境稳定、影响行为和控制生殖等。内分泌腺有松果体、垂体、甲状腺、甲状旁腺、胸腺、胰岛、肾上腺和性腺等。激素有胺类、氨基酸类、肽类和甾体类等。神经递质也有胺类、氨基酸类、肽类和胆碱类。把激素和神经递质合称为共用效应,就能回答激素水平的升高或降低会引起复杂的神经系统疾病。如儿童甲状腺功能低下会引起呆小症;雌激素降低会引起失眠、焦虑和性格改变等神经精神症状。反之,神经系统受损也会影响内分泌系统的稳定。它们"合而为一,分则两治"地精准调控着人体巨系统的精细运行,这也是逆生原理中"疑难窥通道"的根本思想,是中医特别强调"阴平阳秘"的最核心思想。针刺调和脏器功能的逻辑如图 4-7 所示。

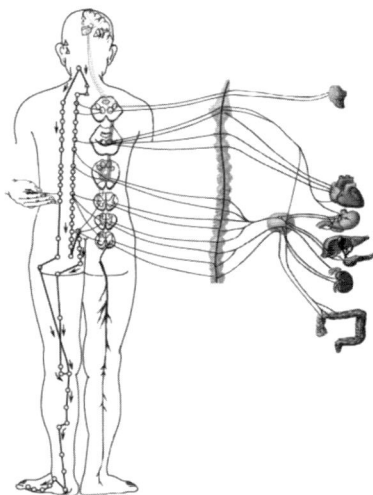

图 4-7　醒髓疗法逻辑示意

醒髓疗法首先在于"神经内分泌系统对脏器功能的调控",不断地让组织器官越来越敏感,对神经内分泌的调控越来越应答精准。其次是"稳定细胞膜通道和内环境"。如果可用"细胞内低血糖和细胞外高血糖"的病理机制诠释糖尿病的并发症,它就是治疗糖尿病的核心病机。

神经内分泌系统是信息处理中心。神经内分泌的传导反馈和旁效应是非常微观的,但微观的积累总会形成宏观的表达。首先是脑迷走神经对神经内分泌的调控;其次是脊髓和交感神经的调控。大脑功能退化的核心病机是脑细胞的灌注度,这就是设计椎弓反牵的理论基础。

神经递质和激素是调控体系的物质基础。神经递质是类似于"信使"的特定物质,这些物质作用于神经元、效应细胞膜上的受体,从而完成信息传递功能。不同的神经递质既可以同时释放,也可以先后顺序释放;既会遵从指令来释放,还会顺着浓度梯度来调节释放。激素是由内分泌细胞产生的能传递高效能信息的化学物质,它通过调节各种组织细胞的代谢活动来影响个体的生理活动。传导、反馈、旁效应是神经递质、激素与靶器官的常见联络方式。而启动联络的始动因素是"极化"和"去极化",它就是启动神经递质、激素对靶器官起作用的钥匙。产生"极化"的物质是钾离子,然后再引发系列无机离子电能反应。神经递质、激素活化靶器官的所有过程都有钾、钠、钙、镁等矿物质的参与。如果缺乏矿物质就会造成极化不全而导致神经递质、激素的作用减弱。如果神经递质、激素要作用于靶器官,首先需要到达特定的位置。其次要有节制单元,不能无限制地生产激素。如胰高糖素节制胰岛素、生长抑素节制生长素等。醒髓疗法的核心在于认知"垂体是打开细胞膜通道的司令部,甲状腺是身体代谢的调控中枢",就会明了临床的"经气"之迎随补泻了。

在临床上还可以"知常达变"地处理微观世界的物质变化规律。如了解神经递质、激素的极化和去极化等问题,就可以显著提高临床解决问题的能力。

神经内分泌系统面临四大病因,第一种是遗传。如原发性高血压、原发性高尿酸血症、Ⅰ型糖尿病等。第二种是感染。如病毒感染、细菌感染、真菌感染、螺旋体感染、寄生虫感染等。第三种是创伤。如醉酒、车祸、缺氧性脑病、脑瘫等。第四种是情绪和精神创伤。

五、中医天人观的迭代

中医特别强调天人相应的理念。天文学中赫罗图(图 4-8)回答的是星系当中恒星的年龄,可以预判它的毁灭时间;同理,人也是由数亿细胞组成的巨系统,也有诞生和死亡,两者在逻辑上同出一辙。

个体寒热虚实的源头就是"细胞原能场"。利用该理论创立的"元能量表"应用于临床,取得了比较满意的疗效。它回答的是:人为什么生病? 为什么生不同的病? 为什么生肿瘤? 为什么肿瘤生在不同的器官? 为什么生在器官的不同部位?

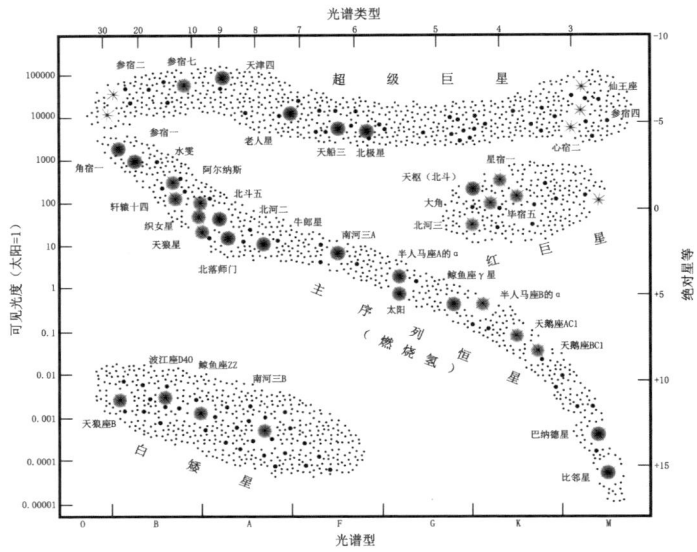

图 4-8　天文赫罗图

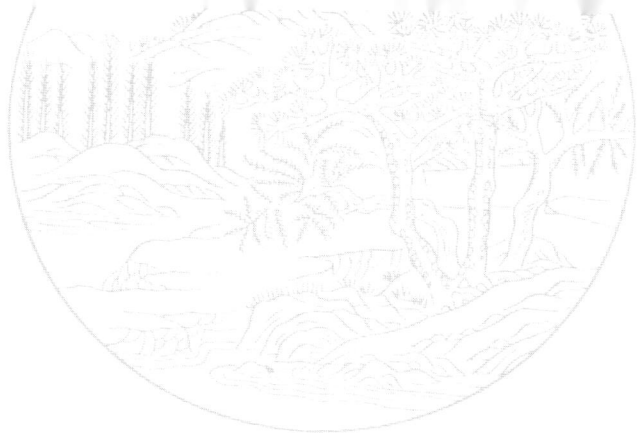

第五章

中医需要工程设计

第一节　居家中医，岐黄归源

一、驭膳厨医

学习中医先要完成自我"成医"的目标，让自己成为健康的第一责任人。驭膳厨医就是驾驭生活的膳食结构，把食材变药材、厨师变"医生"的健康保健法。

《寿亲养老新书》："主身者神，养气者精，益精者气，资气者食。"在人和疾病的逻辑关系中是先有人后有病。人是吃饭长大的，而不是吃药长大的。所有的药物只是帮助患者消除难受的症状和纠正医学指标而已。首先，身体会有哪些疾病或者不适症状呢？如头疼、发热、咳嗽、中耳炎、舌炎、口腔溃疡、咽喉炎、肺炎、支气管炎、支气管扩张、肺脓疡、心肌梗死、心律不齐、胃炎、十二指肠溃疡、胆结石、胆囊息肉、肝炎、肝囊肿、肾炎、肾囊肿、肠息肉、膀胱炎等等。其次，人在一生中不会只患一种病，也不可能患所有的疾病。

2017年，在温州曾诊治一例呼吸衰竭患者，当时患者服用17种西药。而最后只选用泼尼松和罗红霉素2种西药，配合黄芪、太子参、枸杞和大枣熬水煮小米粥食用的膳食疗法，获得了良好的效果。

《黄帝内经》曰："正气存内邪不可干。"意思是免疫力才是最好的药物。免疫力的维持需要合理的膳食结构。一位心力衰竭患者通过食用营养早餐配合中医调治而康复。

深圳的黄华根先生通过学习驭膳厨医知识以后，不但把两个孩子调理得非常好，而且还利用膳食营养把老母亲给救回来了。古人说："为人子女不知医为不孝，为人父母不知医为不慈。"个体在逐渐衰老的过程中，各种脏器功能也在同步退化，患病是无法避免的事实。如何从多病变少病、重病变轻病和有病变无病，就需要驭膳厨医的能力，这些转变是建立在"健康阀门与营养素的趋向性"这一认知上的。

儿童一旦发生食积，就易出现腹胀、腹痛、腹泻、睡眠障碍、食欲减退和免疫力下降等症状。

2006年治疗1例顽固型食积患者，男性，12岁。患儿极度厌学，感觉疲乏和心情烦躁，伴有睡眠障碍。四处求医问药，但疗效甚微。诊断为食积，推拿以后排出很多大便而愈。

深圳陈姓男孩在美国上学时,患急性肠炎而剧烈腹泻,用大蒜切碎拌红糖咀嚼服用而痊愈。

杭州郑姓男孩 19 岁患中风,净食益寿羹 300 毫升(餐前饮用),3 个月后康复。

曾于 1988 年治疗郑某,男,12 岁,剧烈头痛到无法控制自己的行为,上课时头疼发作,就用头部猛烈撞击课桌。迫使老师要求家长带孩子去治病,要求痊愈以后才能去学校。其父带他四处求医无果,头痛依然时常发作。曾被诊断为癔病,后经检查发现是耵聍堵住了耳道引起感染所致。挖出用开塞露浸软后的耵聍而痊愈。

疾病是当病理变化累积到一定程度出现的症状。当症状累积到足够严重时,机体就会丧失生理功能。如骨质疏松不但容易骨折,还有疼痛、失眠和出汗等伴随症状。机体出现疼痛的目的是减少运动来避免矿物质流失,其他伴随症状都是缺乏矿物质引起的。

人体的衰老是一个渐进的过程,每时每刻都在进行着。它与阳光、空气、食品安全和精神压力息息相关。

个体是由受精卵细胞分化而成的复杂开放巨系统。如果不清楚微观世界的运行规律,就很难理解宏观世界的表现。微观的是根,宏观的是象。用细胞膜的堵塞原理就可以诠释糖尿病并发症的所有逻辑问题。用餐前果汁和餐后茶预防细胞膜堵塞,可以预防并发症的发生。餐后喝茶的原理是油比水的比重轻,油是浮在水面上的。餐后喝茶可以减少消化道呃逆等症状。

2017 年曾治疗一位 80 多岁胰岛素抵抗的顽固性糖尿病老年患者,在禁食情况下,空腹血糖浓度为 23mmol/L。在充分沟通下,患者接受果汁兑新生儿奶粉的营养方案,不到 1 周时间血糖浓度降到 13mmol/L,2 周后降到 8.7mmol/L。

中医理论认为"百病皆始于瘀"。"郁""淤""瘀"是疾病的三个方面,也是疾病的三个阶段。利用"气滞""痰凝""血瘀"病机理论,指导临床应用可以获得满意疗效。

个体随着年龄的增长,下肢容易出现静脉曲张和动脉扩张。年龄增大以后容易出现记忆力下降和睡眠障碍等症状都与地球引力相关。曾治疗 32 岁蔡姓患者,五年高血压病史。服用正元丹以后,左侧头部出现剧烈疼痛,伴右侧肢体麻木和无法独立行走。但当 120 救护车到达时,所有症状却已经缓解。于是取消住院计划,改为门诊治疗。次日所有症状完全消失,继续追踪病情时发现高血压竟完全康复了。患者在咨询过程中诉说,其左侧头部曾经在打篮球时被他人肘部撞击过,不知道血压升高是否与此有关?

疾病的本质就是组织器官的功能缺失。功能创伤需要修复,而修复需要充足的原材料。组织器官对营养物质具有不同的嗜好,就是"健康阀门与营养素的趋向性"这个规律,它与中药的"归经"理论如出一辙。结构决定功能和因果律是解决很多疑难医学问题的可靠抓手。

个体在相同的年龄阶段罹患相同的疾病,称为"疾谱"。疾谱从非生命器官转向生命器官。30 岁前易患消化道疾病和呼吸道疾病。

30～60 岁易患血管和血液性疾病。

60 岁以后易患脏器功能性疾病。曾接诊男性秦姓老人,全身已经装了 8 个支架。他实在无法忍受装支架的不适,转而求治于中医获得满意疗效。

逆生原理由"百病肝为先"、"久病寻气血"和"疑难窥通道"三部分组成(图5-1)。

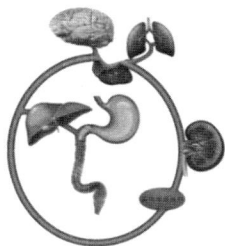

图 5-1 逆生原理

此图圈内表示物质的消化吸收工程,称为"百病肝为先"的肝肠循环部分。圆圈表示物质的转运工程,称为"久病寻气血"的血液循环部分。圈外表示物质的代谢工程,称为"疑难窥通道"的神经内分泌部分。这个示意图将疾谱囊括其中,借此去解决临床问题时就变得简单很多。

生理的"肠肝循环"是结构,类似于中医理论中对肠道"化物出焉"的功能表达;是肝肠循环的结构基础。《素问·灵兰秘典论》:"大肠者,传道之官,变化出焉。"

逆生原理的"肝肠循环"是功能,类似于中医理论的"肝主疏泄"功能,是肝脏对肠道的管理功能。中医理论认为"肝主藏血、主疏泄"。《灵枢经·本神》:"肝藏血,血舍魂。"肝血窦对血液的储存功能是结构基础。肝脏形成胆汁对消化和情绪的影响,是"主疏泄"的生理基础。其藏血功能正常,则魂有所舍而安卧,不会出现失眠不寐等神经精神症状。如果魂出其舍就会上扰神明之府,出现卧寐多梦等症。《血证论》云:"肝藏魂,人寤则魂游于目,寐则魂返于肝。"肝

"藏血"是"舍魂"的基础,肝"疏泄"是"魂功能"正常的前提条件。否则容易出现头晕眼花、肢体麻木等症状。在女性会引起闭经、月经量不稳定和崩漏等症状。

《素问·灵兰秘典论》:"肝者,将军之官,谋虑出焉。"首先,肝肠循环的能力会决定个体意志力强弱。"肝气虚则恐,实则怒","悲哀恸中则伤魂"等。其次,肝肠循环功能异常会产生情绪的异常表达。出现过度的喜怒恐忧,甚至产生异常的精神活动与症状。《黄帝内经·太素》:"肝悲哀恸中则伤魂,魂伤则狂妄不精,不敢正当人。"最后,肝肠循环的疏泄功能失常,极易出现"上火"和各种功能障碍。如头目胀痛、面红耳赤、吐血、咯血、晕厥等。《素问·生气通天论》:"阳气者,大怒则形气绝而血菀于上,使人薄厥。"如果加上心情抑郁,就易致气滞血瘀,出现积聚、癥瘕,在女性常表现为经行不畅、痛经、闭经等症状。

在肝肠循环中需要特别关注直肠、肛管性疾病。常见的"肛窦炎"和"痔疮",可采用便后冲洗肛门方法。我们常用吃饭时注意进食的顺序和食物配比方案来阻断胆固醇的肠肝内循环。这对于管理结肠袋是有效的措施。

中医重视脾肾功能的价值。脾的运化功能有赖于肾的温煦生发而起作用。《素问·经脉别论》:"饮入于胃,游溢精气,上输于脾,脾气散精,上归于肺,通调水道,下输膀胱。"这里"脾升清"就是把水、津液和五谷精微从物质状态转化成功能状态。《素问·水热穴论》:"肾者,胃之关也,关门不利,故聚水而从其类也。"这里讲的就是肾阳具有温煦生发的功能,脾肾配合完成物质的运化。

肥胖可以分为脾湿、气滞血瘀、宗气匮乏和肾元虚衰四种类型。

第一,脾湿型。《素问·至真要大论》:"诸湿肿满皆属于脾。"针对脾湿型肥胖的方案相对简单。用"风能燥湿"的原理,可以选择荆防颗粒来调理湿气较重的肥胖者。食材像花椒、胡椒等温燥之品也能有燥湿的作用。如果是脾肾亏虚的肥胖则可用保济丸、午时茶和藿香正气丸等。我们从葡萄糖代谢示意图 5-2 也能得出水湿导致葡萄糖不能有效分解而致肥胖。

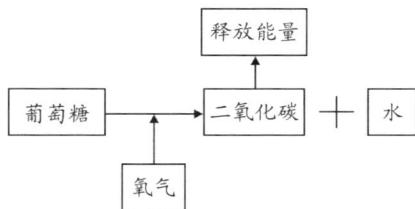

图 5-2　葡萄糖代谢示意

图注：氧气充足的情况下，方程式向右加速促进水的产生。当水充足的情况下，方程式向左加速，抑制葡萄糖的分解；同时加速胆固醇的肠肝内循环。总之，适当的控制水分，可以诱导葡萄糖分解来提供内源性水分。如果配合阻断脂肪和糖的吸收，治疗就更加有效（图5-3）。

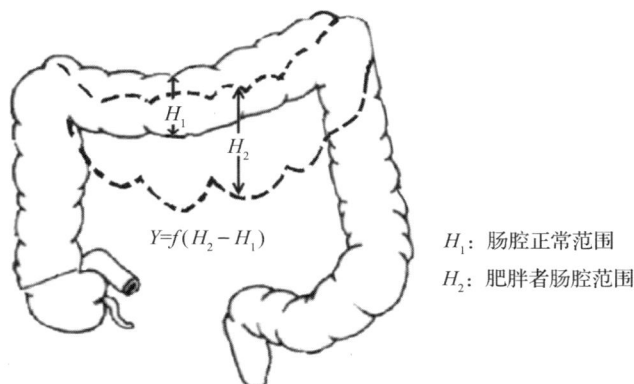

图注中标注：
$Y = f(H_2 - H_1)$

H_1：肠腔正常范围
H_2：肥胖者肠腔范围

图 5-3　结肠袋管理示意

图注：用 $y = f(H_2 - H_1)$ 来指代肠腔函数，而不是用 $y = H_2 - H_1$ 这个数值。因为数值不是固定的，它是非线性的。而函数值大小取决于内容物多少和肠壁肌群肌力等综合因素。

《素问·灵兰秘典》："大肠者，传道之官，变化出焉。"预防宿便就要常用地瓜、苦瓜、西瓜、葫芦瓜、南瓜等食材，它们可以提供充足的纤维素，促进肠道蠕动和排便。另外就是利用"流素荤米面"的进食顺序和"五少三多"饮食结构来阻断胆固醇的肠肝循环。

第二，气滞血瘀型。此型肥胖在于"百病皆生于瘀"的"痰瘀"病机。2013年曾调治李姓属于气滞血瘀性肥胖者，在控制热量下配合服用化癥回生丹，3个月后获得了心仪的体重。

第三，宗气匮乏型。此型很易出现低氧血症。2018年曾调治郭姓肥胖者，其高抬腿跑步运动到心率130次/分时出现室颤，于是确定其运动时的极限心率为130次/分。当运动到口渴想喝水时，改为食用酸性水果解渴，外加营养早餐补充体能。在执行方案3个月后获得满意效果。

第四，肾元虚衰型。此与"病极至肾"的原理息息相关。表现在神经衰弱，睡眠障碍和内分泌功能紊乱。2014年曾调治某30岁女性，不但身体肥胖，还整天无精打采、浑身没劲。通过每天1200毫升果蔬汁配合服用乾坤丹治疗，体态在半年后恢复正常。

从口腔溃疡到肛周脓肿的化解关键,阀门就是"肝血窦"。肝脏正好是消化系统和循环系统的中继站,好似"过滤器"一样。肝脏从母体开始就免疫致敏物。这与肾脏形成尿液、肺免疫空气致敏源有先后顺序。

现实生活中很多人认为脂肪肝没有关系,却不知道进一步失衡后会有可能形成脂肪性肝硬化和高脂血症等。助肝排毒的果蔬有胡萝卜、黑木耳、无花果、黄瓜、芹菜、葡萄、樱桃、魔芋、海带、糙米和绿豆等。2015 年曾治疗谭姓美国华裔患者,检查发现肺部有两个毛玻璃结节,伴有肾和肾上腺肿瘤。给予百合固金汤治疗肺结节,一年半后复查,两个毛玻璃型肺结节竟然完全消失。

肝脏是人体最大的消化腺,肝血窦是肝脏重要的解剖结构,肝脏健康的阀门就在于肝血窦膜的通透性。肝血窦是肝板之间的间隙,以血窦膜孔和肝板进行物质交换。血窦膜孔一旦堵塞,血液就会缺氧变质形成刺激物,诱导肝细胞肿胀、坏死、液化、空泡形成肝囊肿。脂肪颗粒、脓栓、血栓甚至黏稠的血液都可以堵塞血窦膜孔。肝脏的藏血和过滤都是由肝血窦来完成的,同时它也参与胆汁通道的调节。保养肝脏首先需要疏泄情志,不良情绪会导致胆道堵塞形成灰色便。其次需要平衡糖原和脂肪颗粒。最后需要稳定睡眠。女性月经周期也遵从"以肝为期、养血为用和安神为助"的底层逻辑。

肾脏的生理单元是肾小球,它是人体除肝脏以外的第二过滤器。在形成尿液的过程中,肾小球基底膜起着决定性作用。入球动脉和出球动脉的血液一旦堵塞基底膜孔就会出现肾功能障碍,出现水肿、尿血、头疼和发热等症状。肾病"虚多实盛"的核心病机在于气虚血瘀。"虚多"的病机就是肾小球基底膜孔堵塞以后代谢率、滤过率下降。"实盛"体现在"百病皆生于瘀"的痰凝和血瘀。采用益气涤痰和活血益肾的治疗原因就在于此。

肝主疏泄和肾主封藏的协同配合,主导着血液的有效运行;古人称其为"乙癸同源"。

胆、胰和十二指肠是肝肾功能的第一屏障。临床上常见肝肾囊肿、胆肾结石的深层次原因就在于胆汁和原尿的质量。不同部位的胆结石会引起不同的临床症状,如图 5-4 所示。

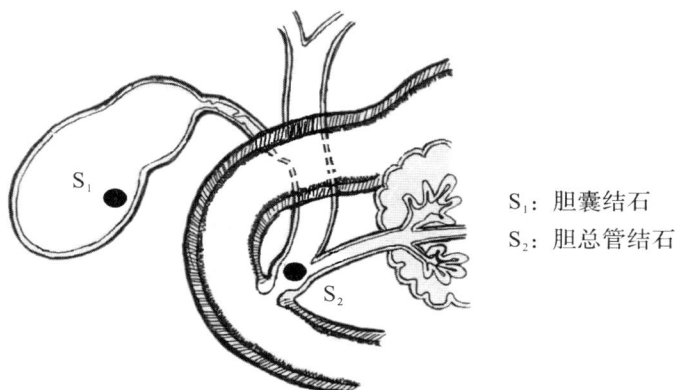

S₁：胆囊结石
S₂：胆总管结石

图 5-4　不同部位的胆结石示意

图注：胆结石所处胆道的不同位置，诱发的症状是不一样的。

驭膳厨医就是利用厨房的"菜米油盐糖醋茶""生姜大蒜果肉酒"来强身健体达到治疗疾病的目的。《素问·六节藏象论》："五味入口，藏于肠胃，味有所藏，以养五气，气和而生，津液相成，神乃自生。"在远洋时代船员最常见的坏血病，因为冰箱的出现而有新鲜瓜果蔬菜食用以后消失了。2016 年曾治疗患有严重萎缩性胃炎的深圳张阿姨，因为急性咽喉炎剧烈咽痛，回家煮蔬菜拌香油食用而痊愈。

炒蔬菜加蒜的原因，一方面是提香；另一方面是大蒜被称为"厨房的抗生素"，具有保护肠道的作用。维生素 A 是脂溶性维生素，胡萝卜需要配合肉类烹饪才有助于提取维生素 A。这样做不但口感好，而且有助于口腔溃疡、尿路感染的恢复。白萝卜煲汤消食积。白萝卜熬水泡脚还可以治疗脚气。大米炒了以后食用则具有健脾止泻的功能。

食用油加工后更美味，姜椒油制备方法如下。

原材料：食用油 2500 克，生姜 500 克，花椒 150 克。

制作方法：

（1）生姜洗净切 5 毫米厚的块状或片状，沥干；

（2）将油倒入锅内，加热至油没有水泡，再放入生姜至酥黄，没有气泡后再投入花椒后关火即可；

（3）将生姜和花椒滤出，把油灌入储瓶备用；

（4）该椒姜油具有较好的祛湿开窍作用，针对过敏性鼻炎、过敏性中耳炎等往往会获得不一样的体感。

山珍海味不如盐有味。盐巴不但可以增强食材的美味,还可以利用盐巴的强吸水性治疗口腔溃疡、扁平苔藓、溃疡性糖尿病足、强直性脊椎炎、痛经等。可使用盐巴再配合醋治疗家庭烫伤。盐巴配合糖可以解酒。

糖按颜色来分有白糖、红糖等,按出处来分有饴糖、蜂蜜等。生姜红糖水可以发汗治感冒。2017年曾用糖盐水急救常州徐家集体醉酒事件。

"空腹醋茶餐后奶"保护肠胃作用明显。早上起床第一件事就是喝一杯醋茶,早餐后饮用一杯新生儿奶粉。

"餐前果汁餐后茶"能有效缓解高油高盐饮食结构的不适。"庭进鹅黄柳……烹茶香胜酒"道尽了茶的无限妩媚和内涵。

生姜加红枣红糖治贫血。生姜还可以加葱加蒜治咳嗽、发热、头疼等;生姜皮、炒萝卜籽熬水服用可消老年人食积和水肿。

大蒜生吃或者大蒜粒拌红糖食用急救饮食不洁出现的腹痛、腹泻,大蒜还可以和百合治疗咳嗽等。

食用瓜果可增加纤维素、维生素的摄取,能有效减少炎性废物的重吸收而降脂、降糖。临床常用"倒仓法"治疗临床痼疾颇收奇效亦缘于此。

酒的分类比较复杂。按色泽来分可分为白酒、红酒、黄酒等;按原材料来分可分为米酒、果酒、高粱酒、啤酒、药酒等;按酒精度数来分可分为高度酒、低度酒等。酒精是身体新陈代谢必需的物质,但过量饮酒则会伤身。《儒门事亲》:"五味贵和,不可偏胜。""少则活血多失德"是对酒性的唯美阐释。

"食养尽之,无使过之"是驭膳厨医的准则。《本草纲目》:"饮食不节,杀人顷刻",人体需要各种食物精华,才能维持生长发育和组织器官的功能活动。《黄帝内经》:"五谷为养,五果为助,五畜为益,五菜为充,气味和而服之,以补精益气"是食养基本法则。

二、十字中医

十字中医分为理论上的"阴阳气血精神五行藏象"十个字,临床上的"阴阳寒热虚实轻重缓急"十个字。

中医是以"阴""阳"为根基的方法论。阴阳是古代朴素的世界观,是对白天和黑夜的感官认知。阴阳学说是古时候辨证思想的萌芽,是早期的自然哲学。钱学森教授说:"我认为中医理论很像自然哲学。"《黄帝内经·素问·四气调神大论》认为,夫四时阴阳者,万物之根本也。所以圣人春夏养阳,秋冬养阴,以从其根,故与万物沉浮于生长之门。逆其根,则伐其本,坏其真矣。用"阴阳、五行、藏象"和"阴阳、气血、精神"能比较完美地展现中医的精神内核。阴阳既指导着寒证和热证、虚证和实证的辨证论治,也指导着温里药和清热药、泻下药和滋补药的临床运用,还指导着浮脉和沉脉、虚脉和实脉的脉学实践。《幼学琼林·夫妇》:"孤阴则不生,独阳则不长,故天地配以阴阳。"《道德经》第四十二章:"万物负阴而抱阳,冲气以为和。"

"一阴一阳之谓道"可以引申为个体从无到有属于"阳",从有归无属于"阴"。气血则是维系个体生长发育的必要条件。中医非常重视气血,气既是物质,又是功能;血则"中焦受气取汁变化而赤"。气血的病理表现在"气虚血少"和"气滞血瘀"两个维度。这两个维度既可以是同一病机的两个方面,如阻塞引起的供血不足,就是中医讲的"大实有羸状";也可以是气血不足造成气滞血瘀的临床表现,中医谓此为"至虚有盛候",也可以是同一病机的先后表现,如严重的气滞血瘀会引起脑血管意外,俗称"中风",中风以后又出现脏器功能障碍的虚证,虚证经久不愈又会加重阻塞症状。精神则反映个体与环境的适应能力。《灵枢·本神》:"故生之来谓之精,两精相搏谓之神。"这首先可以理解为我们身外的环境要与体内的环境相合,比如宗气与五谷精微物质相合。其次是身心相合,也就是欲望和能力要匹配。临床就是"阴阳以生,气血以成,精神以长"的运用。

当古人用阴阳理论不能诠释客观世界的时候,就诞生了五行学说。它是用"木""火""土""金""水"五种符号来阐述相关物质规律的学说。五行学说从木开始是因为一年四季始于春天,而春天在五行属木,木主肝胆;夏天属火,火主心小肠;秋天属金,金主肺大肠;冬天属水,水主肾膀胱。《素问·六微旨大论》:"亢则害,承则制,制则生化,外列盛衰,害则败乱,生化大病。"五行学说在于用"生""克""乘""侮"来指导"生""化""承""制"的目的。如木曰曲直、火曰炎上、土爱稼穑、金曰从革、水曰润下等。

临床"首分寒热"确定病性,"次辨虚实"确定病势。临床上"寒""热""虚""实"决定了治疗方向,如临证则"寒则热之、热则寒之、虚则补之、实则泻之"的十六字箴言。"轻""重""缓""急"则决定着治疗的顺序,如对于核心病机的选择。临床上寒证有时往热证演变,虚证有时往实证演变,有时寒证又分虚寒和实寒,热证也分虚热和实热,要找到最重的病机进行干预。一般来说感冒是轻症,但胸痹患者感冒就会成重症。年轻人患感冒是轻症,但高热40℃以上就变成急重症了。如果虚寒证误诊为实热证,用大量的石膏、黄连等药,那就是雪上加霜,犯了

"寒寒"之弊。辨虚实是决定用药的属性、药物的剂量和剂型的选择。在临床中处理病情的时候,一定要清楚病种的多少和病情的轻重缓急;轻重缓急也可以理解为新病和痼疾,选择治疗感冒还是治疗痼疾是由临床病势决定的。不同器官组织与病机的关系如表5-1所示。

表 5-1　器官寒热虚实示意

器官 ＼ 病机	寒	热	虚	实
心				
肝				
脾				
肺				
肾				
经脉				
骨骼				
其他				

表注:在临床中寒热决定病性,比如上寒下热、肺寒肾热、肝热肾寒等。看到肾寒就温肾,肝热清肝即可。虚实确定病势,虚和实是独立的,还是虚中有实,实中有虚。如肺虚型的便秘就用参苓白术散加小承气汤之类。临床上"寓补于攻""寓补于泻""寓寒于热""寓热于寒"等治疗方法都是根据具体临床需要来选择。轻重缓急是确定治疗方案和顺序的核心。

2001年曾治疗一例急性腹痛,诊断为胆结石腹痛,建议入院治疗。患者自认为是多年胃病发作而拒绝入院治疗。后腹痛再次发作而入院,确诊为胆结石。

中药的"寒""热""温""凉"四气中,寒和热是对立关系,温和凉也是对立关系,热和温、寒和凉只是程度上的区别。临床上容易遇到寒中有热、热中有寒、虚中有实和实中有虚的寒热虚实错综交织症状。

临床上遇到咳嗽症状在病性需分寒咳和热咳,在病势上有虚咳和痰咳之别。治疗寒咳会用到麻黄、紫苏、款冬花这类温性的药物,这叫治寒以热。此时不能用蛇胆、川贝、桑叶、菊花、金银花这类寒性药物。治疗热咳会选黄芩、桑白皮、菊花等寒性药物,这叫治热以寒。治疗虚咳不能用半夏、白芥子等温燥类药物,而要用百合、生地、石斛这类药物。治疗痰咳要用陈皮、半夏、茯苓、白芥子、紫苏子等化痰类药物。

九味羌活丸用量大可治疗风寒型感冒。用量小可治疗脾湿型肥胖。肥胖分型论治如图 5-5 所示。

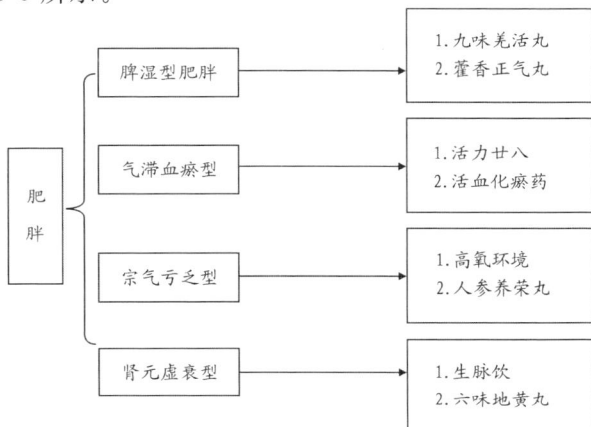

图 5-5 肥胖分型示意

图注：肥胖分型可以按顺序出现，也可以兼杂出现。如脾湿型和气滞血瘀型混在一起，脾湿型、气滞血瘀型和宗气亏乏型混在一起，也可以是脾湿型、气滞血瘀型、宗气亏乏型和肾元虚衰型混在一起等。

2016 年曾治疗从山东烟台来的张某夫妇，患不孕多年，四处看医求子无果。妻子属于脾湿型肥胖，给予连用 21 天藿香正气丸方案，回家后来一次月经即怀孕了。

气滞血瘀型的第一种情况是补气活血，病机是气虚血少而致，属于虚证。第二种情况是理气活血，病机是气滞血瘀而致，属于实证。

活力廿八就是 1 克藏红花、9 克冬虫夏草、1 千克 53 度的白酒，泡 10 天以后将酒精度数兑成 28 度即可。它具有较好益气活血效果。针对女性的气滞血瘀证可以选择益母草浸膏、鳖甲煎丸和化癥回生丹等。

2018 年采用早晨餐后服用藿香正气丸 3 克，睡前服用鳖甲煎丸 6 克的方案治愈哈尔滨患甲状腺瘤的王姓患者。

宗气亏乏型代表的就是低氧血症。方案就是用上一切可以增加含氧量的方法，如运动配合滋补类中药等。

肾元虚衰型会表现出寒热虚实各种各样的病机。可以考虑早上服用人参养荣丸，睡前用六味地黄丸配伍五子衍宗丸方案。

三、三髓人生

1.脑脊髓的控制机制

脑髓、脊髓和骨髓与个体的生理功能密不可分。痰和异物堵住呼吸道容易窒息而亡,耵聍堵住耳道会出现头痛,脂质斑块阻塞心脑血管会危及生命。神经内分泌系统调控人体巨系统是肉眼看不见的。站在脑髓、脊髓和骨髓调控全身组织器官的机制上看待疾病,可以形成新的认知体系如图 5-6 所示。

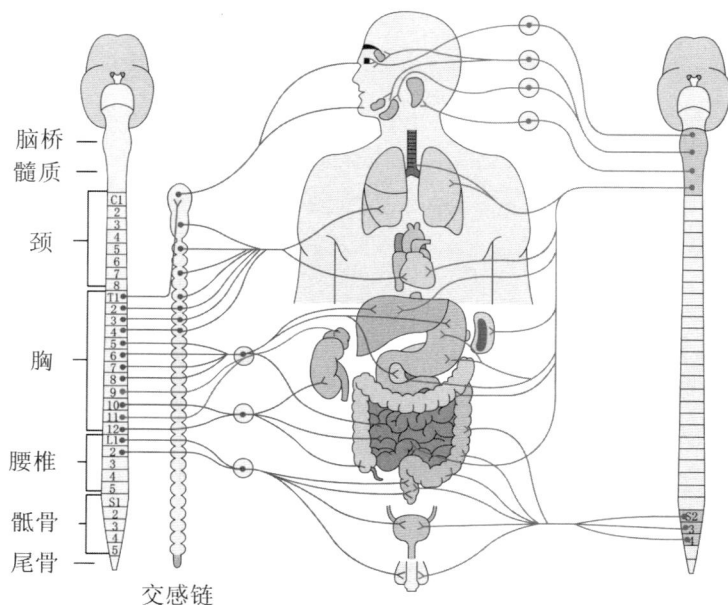

图 5-6 "脊神经-交感链-内脏"关系图

颅底脑干系统是脑神经的发源地,支配鼻腔、眼球、视力、听力等感觉器官,颈椎运动、呼吸运动也受脑神经的支配。延髓中枢控制着泪腺、唾液腺、心脏、胰腺、胆囊、肠蠕动、排尿、排便等功能。这个调控机制可以理解为信号通道,脑髓、脊髓和骨髓共同支配着个体的各项生理功能(如图 5-7)。

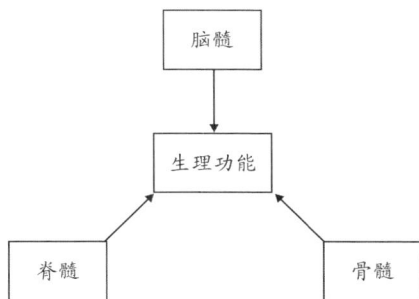

图 5-7　三髓人生示意

图注：脑髓、脊髓和骨髓的功效是密切关联的，它们不是独立的，个体的任何生理功能都需要三大髓系的同步监控。它们虽然在解剖上独立，但在功能上却协作统一，共同维系着个体的生命活动。

首先，需要保养脑髓。睡眠障碍、焦虑、创伤、营养不良、脑部供血不足等和空气中的有毒气体、过度饮酒和嗑药等都会损伤脑髓。抑制神经功能的药物都可以促使脑髓老化。睡眠障碍似乎已经成为社会问题，它表现为三种情况：入睡困难、睡不解乏和睡不安卧。中医讲睡眠障碍就是"阳不入于阴则不寐"。气血不足会影响睡眠质量，服用人参养荣丸可以缓解。有一种情况是火毒伤津，表现为越累越睡不着，出现这种情况可喝一杯石斛水，也许两三分钟就入睡了。打呼噜、睡眠呼吸暂停等导致脑供氧不足，也会出现睡眠障碍，表现为睡不解乏，经过强心处理或者服用参麦饮以后能改善睡眠。神经精神障碍患者都是脑功能不良的结果，回到脑髓的本源功能来制订方案，会获得不一样的临床效果。保养脑髓的营养物质包括磷脂类、维生素 B 族和矿物质等，其中锌、锰等微量元素特别重要。脑创伤包括物理创伤、生化创伤和情绪创伤等。营养不良一方面是营养成分不够，另一方面是血管硬化和脂质斑块引起的供血障碍情况。衰老是从大脑开始的，中医讲"胃不和则卧不安"，这和现代医学的肠脑轴异曲同工。

其次，讲脊髓的重要性。脊髓从腰髓、胸髓、颈髓往上走，越上面越重要。应用椎弓反牵、运动开膀胱经、一苇渡江和云手导引可以呵护脊髓。脊髓创伤最常见于骨骼伤，包括椎间盘膨出、骨质增生和占位挤压脊髓等。蛛网膜腔的血管瘤、脊膜囊肿和瘘也是造成脊髓损伤的重要病因。脊髓空洞时其所支配区域会出现酸、麻、胀、痛等症状。

最后，骨髓的核心功能是造血和免疫功能。中医"得胃气则生"高度概括了消化系统对生命力的重要性。五谷精微并不能直接生成血液,它需要骨髓的温煦、生发而成。再生障碍性贫血、白血病等都因为骨髓生发功能发生了障碍。

髓是个体中最精密奥妙的系统。

2.逆生原理的底层逻辑

逆生原理和阴阳一样,可以大而无外,又可以小而无内。逆生原理针对结石、肌瘤、囊肿和增生等病种,能较快掌握其发生发展规律。

逆生原理立足于代谢过程,几乎涵盖医疗行业的涉猎专业,它是医学九大系统理论工程前置的结果。

逆生原理分为"百病肝为先"、"久病寻气血"和"疑难窥通道"三部分内容。

"百病肝为先"讲的是过滤器原理,它影响着全身器官的功能。酒精首先伤害肝脏,毒素首先伤肝脏,当毒力超越了肝脏的解毒能力以后,就会影响全身器官形成中毒反应。它包括肺胃之气的下降和脾肾之气上升两方面内容(如图 5-8)。

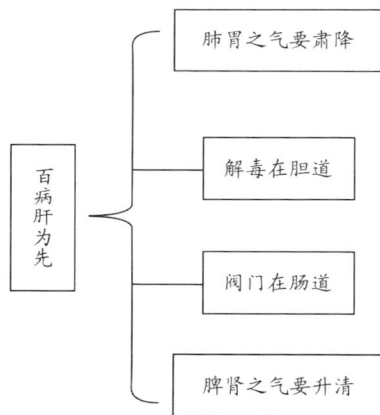

图 5-8　百病肝为先的病机要点示意

"久病寻气血"包括气虚血少和气滞血瘀的虚实性方向。细则包括有效的血液循环和神经内分泌系统的调控平衡等(图 5-9)。

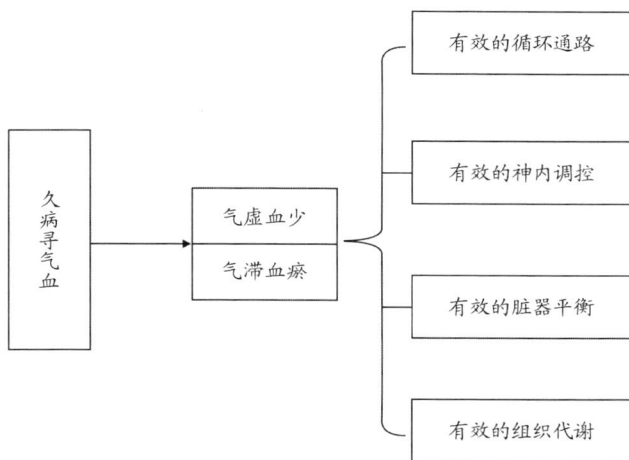

图 5-9　久病寻气血的临床应用示意

除了解血液循环外,还要对细胞膜孔有理解。比如受精卵细胞着床子宫时,它本身是没有血管来供血的,全靠细胞膜和子宫壁之间的膜通道来输送营养物质,这种现象称为膜营养。

"疑难窥通道"包括神经内分泌的调控机制和细胞膜通道两个部分(如图5-10所示)。调控机制就是神经递质和激素水平对全身组织器官的作用力。细胞膜通道是细胞完成代谢的通道,直接决定了组织器官的生命力。组织器官的生命力同时与遗传、性格和后天生活习惯等密切相关。

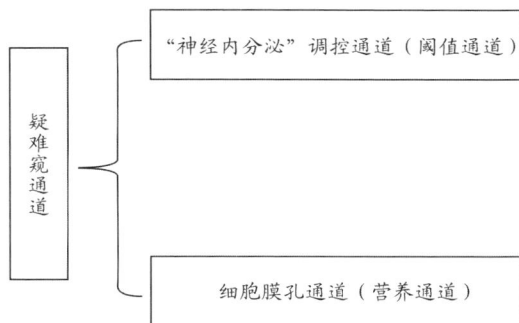

图 5-10　疑难窥通道的生理机制示意

3.醒髓疗法

"醒髓疗法"分为头颈肩松解术、开膀胱经、调冲任温督带和开奇经通八脉四个部分。

第一部分 头颈肩松解术

头颈肩松解术包括刮痧松解头颈肩、推拿松解头颈肩、拍打松解头颈肩、点按风池穴松解头颈肩、椎弓反牵、太阳穴透率谷、推印堂等实操技法。

A.刮痧松解头颈肩

(1)开天门:按挑百会、四神聪,每个穴位30次。

(2)拉三经:前额发际刮到头顶,先点刮太阳穴30次,刮颞侧足少阳胆经30次,最后刮枕部,从头顶后方到枕骨30次。刮的时候一定要用另外一只手扶住对方的额头,避免刮痧时患者头部前后俯仰。

(3)颈部刮痧:从后发际到大椎穴刮30次,刮风池穴到大椎旁的肩胛骨内上缘30次。

(4)肩部刮痧:从大椎和第一胸椎的位置一直刮到肩井穴的位置,左右各30次。遵循男左女右的先后顺序。

B.按摩松解头颈肩

(1)放松肩胛肌3~5次,从上到下,左右的力量要比较均衡。

(2)接下来按天宗穴3次。

(3)放松锁骨肋肌、肩胛提肌、颈肩肌。做颈部肌肉放松的时候,注意用另外一只手扶住对方的额头,按摩颈椎的时候不能同时两侧用力(容易掐住颈动脉,造成患者缺血缺氧、头晕难受)。一般来讲,除开拇指的其余四指是起到保持稳定作用的,关键是拇指从上往下呈螺旋形放松颈部肌肉。

(4)颈椎骨骼放松分为两种方法,使用左右旋转法时用手扶住患者的颈部,同时用另一只手的腕横纹轻轻地贴在患者的下颌处,再轻轻地旋转患者脖子,左右各一次;使用垂直牵引法时用左手掌虎口掐住脖子枕骨下位,右手的肘窝轻轻贴在患者下颌位置,同时右手掌搁在左手掌背,自己的身体与患者呈垂直平行位,然后轻微往上牵动。

(5)接着拉耳垂时要注意老年人皮肤比较薄,弹性比较差,不要用力过猛,以免造成皮肤撕裂。

(6)最后手掌呈空心,从大椎穴往下拍到腰骶部,往返3次。

第二部分　开膀胱经

A. 推拿开膀胱经

从第七颈椎旁边的竖脊肌一直推到第五腰椎旁,常规以 30 个往返为度。手法分为泄法和补法,泄法是离心型旋转,补法是向心性旋转,从上往下,往返 30 次,左右各 1 次。推结束以后,接下来是拿,俗称"捏脊",从第五腰椎往上捏脊至大椎旁。拿结束后就进入按压的过程,由于胸腔与肺密切相关,特别要当心胸部的按压,以免造成骨折问题。特别是老年患者往往患有骨质疏松,力度以轻柔舒适为度。

B. 刮痧开膀胱经

从大椎开始刮,经过胸椎、腰椎到骶椎关节,既可以一次性地从大椎刮到第五腰椎,也可以分阶段递进往下刮,以 30 次为度,再刮两侧膀胱经的位置。如果患者感觉疼痛剧烈,手的动作要温柔一点,或者涂点润滑剂如食用甘油、橄榄油等。

C. 针开膀胱经

"胸背薄如纸"是强调如果针刺胸背部,可能一不小心会伤到肺,形成气胸,甚至危及生命,所以在操作前先定好穴位非常重要。针开膀胱经可以调理五脏六腑整体,根据不同需求达到相应的治疗效果。比如肠胃不好则选肠胃相关穴位强刺激,心脏不好选心脏相关穴位强刺激——彼此之间可进行表里搭配、上下搭配、内外搭配。

D. 熨开膀胱经

将食盐在锅里炒烫以后,用布袋装好;在患者脊椎上往返地熨,如果温度太高要立马拿起以免烫伤。在熨的过程中,可以选择从上往下,也可以从下往上,也可以选择往返的方式,一般操作要求是从上往下。

E. 走罐开膀胱经

开膀胱经选择走罐还是拔罐因人而异,一般以 15 分钟为度,针对湿热型患者可以延长到 20 分钟,在取罐的时候一定要用一根手指按下皮肤,避免直接拔罐撕裂皮肤。走罐开膀胱经的力度必须根据患者情况的不同而有所差别,但基本手法则相差无几。在遇到不能滑动的时候,不能强行滑动,否则容易刮伤皮肤(吸附后,不可来回走罐)。当皮肤出现红色、紫黑色痧点即可。如果在拔罐、走罐后加上熨的方法,可以增强脊髓新陈代谢,具有促进睡眠、提高免疫力的作用。

第三部分　调冲任温督带

在中医临床上流传着"病极至肾"的至理名言。调冲任二脉可打开脾肾二脏。疾病进展到一定阶段就会深入影响到肾脏功能。如果肾气足的患者病情发展则较慢。"肾为先天之根,脾为后天之源",中医强调"得胃气则生"的基础思想,在临床上既抓住先天、又稳后天进行临床诊治。

"诸阳会于督"是指督脉乃人体阳气的根本,比如当人感觉害怕时的第一反应就是觉得背上出现酥麻感,这就是督脉的应激反应所致。另外,水谷运化和生命的生长壮老已都离不开督脉阳气的濡养。

"诸湿汇于带"是指带脉承担着湿气代谢的功能,调冲任温督带既保障脾肾功能,又具有呵护人体阳气、祛除湿邪的作用。

A. 调冲任温督带的原理

冲脉称为血海,承受胃中五谷精微为本,"中焦受气取汁"化生气血,通达脏腑,运行内外。

督脉是人体阳气的根本。阳气对生长发育和脏腑经络等组织器官的生理活动,起着非常重要的作用。随着年龄的增长,阳气萎靡衰减就出现升发运行障碍。温督带就能促进新陈代谢,同时维系内脏平衡。

B. 操作细则

(1)调冲任操作

① 针中极:针对盆腔、泌尿系统、直肠都有较好的效果。

② 针中脘:中脘穴统治36种脾病,对消化系统非常有效;中焦的中脘和下焦的中极可以捻针呼应。

③ 灸神阙。

(2)温督带操作

① 熨八髎穴。

② 针左天枢:让降结肠快速蠕动。

③ 灸右天枢:让升结肠快速蠕动,有促进排便的效果。

第四部分　开奇经通八脉

很多颈椎骨质增生、颈椎间盘突出会引起手麻,开奇经就是针对上肢疾病的治疗方法。而腰椎疾病和颈椎几乎同源相应,通八脉则是纠正腰部的病理状态,如是则躯干、四肢合而为一了。

A. 开奇经通八脉的原理

人体直立负重都会对椎间盘产生很强的压力作用,形成瘀滞性劳损。出现剧痛、肌肉萎缩无力和感觉障碍等症状。

B. 操作细则

（1）开奇经操作

① 针臑会、手五里、孔最。

② 拨尺神经,按压少海穴致无名指和小指有酸麻胀痛感。

③ 按内关至正中神经有酸胀感。

④ 按合谷至拇指和食指有酸胀感。

⑤ 揉劳宫。

⑥ 捏手指两侧到指甲旁再按一下,然后在指尖点按,最后拉十指。

（2）通八脉操作

① 针环跳、风市、丰隆。

② 按血海。

③ 拨阳陵泉。

④ 针足三里、三阴交。

⑤ 从脚底凹陷的地方敲到足跟,到足外侧循环一圈以后回到涌泉穴。

四、博汲医源

1. 中医解决生命问题

中医是解决生命问题的应用科学（如图 5-11 所示）。李渔曾说:“病不服药,如得中医。”倒置此语就是“如得中医,病不服药”,它说明了“中医干什么”的问题。外治就包括刮痧、汗蒸、拔罐、灸或者刺血疗法等等。

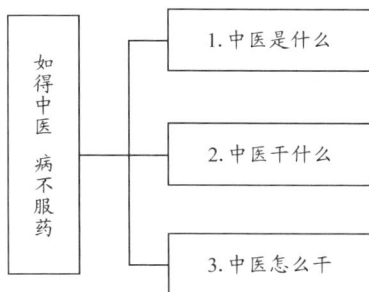

图 5-11　中医的逻辑内涵示意

中医并不是单纯治病问题,它会正向影响整个人生(如图 5-12 所示)。

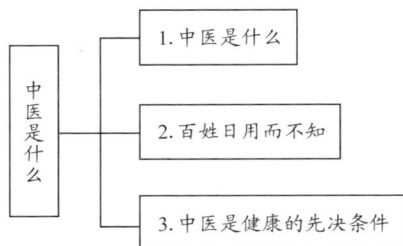

图 5-12　中医的文化属性示意

为什么说中医是无形的影响力? 从大的层面讲,国家于 2017 年 7 月 1 日正式实施《中华人民共和国中医药法》,其影响可谓很大;从小的层面讲,中医甚至影响家庭幸福指数。中医进入千家万户,将对民族健康具有巨大影响。红枣红糖水、生姜红糖水已被广泛应用于日常生活,很少人明白这是中医的生活方式。很多人学习中医并应用于生活以后,身体脏器的各种功能都获得改善。中医是积极恢复身体自愈力去治病,它影响治病的方向。中医提倡治未病思想,极大地缩小健康成本。

例如,乌鲁木齐的癌症骨转移患者,应用中医治疗 60 天竟然从轮椅上站了起来。北京 90 多岁高龄的酮酸性脑昏迷患者,中医调治 103 天后竟然醒转,并保存部分记忆。长沙孩子患厌学症,经中医治疗后恢复上学,后来还获得全国青少年主持人大赛三等奖。义乌高龄不孕妇女,三次试管均失败,后经中医药调理 6 个月后正常怀孕生子。重庆高龄孕妇患妊娠高血压和高血糖,经中医干预以后,产后不但恢复正常,且小孩无任何异常。

2. 疾病的命名与底层逻辑

现代医学对疾病的命名原则是"解剖结构＋病理变化"。胃炎、胃溃疡、胃息肉等就是解剖结构的"胃"＋"炎、溃疡、息肉"。实在无法命名的就称为综合征。无论病情严重到何种程度,只要遵循提高病人氧饱和度和强化"得胃气则生"的基本原则,就可获得相对满意的效果。提高氧饱和度也就是提高氧气的转化率,最常用的就是人参 50 克熬水成 100 毫升服用。病人无法吞咽时用人参 100 克熬水成 50 毫升,经口腔嚵化吸收。"得胃气则生"(如图 5-13 所示)是想尽办法给予营养物质的吸收,最常用果蔬汁上清液兑入新生儿奶粉鼻饲。无论病人是否饮食,一定要维持大、小便畅通,否则病情很难逆转。

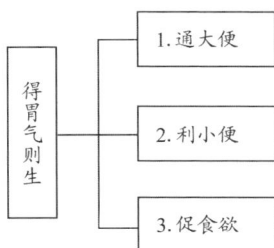

图 5-13 "得胃气"的生理反应示意

疾病的命名原则清楚以后,就是疾病和症状的底层逻辑。如果身体有症状就一定生病了,但是有病却不一定有症状。女性患子宫肌瘤就不一定有症状,但不能说子宫肌瘤不是病;还有结石、囊肿等都是病,却不一定有症状。明确的诊断方能保障疾病的治疗效果。

3.循证逻辑法

以糖尿病为例来讲解循证逻辑比较容易理解。首先,血糖控制得很好,为什么不能完全避免并发症?如果糖尿病的并发症是血糖升高引起的,那么控制血糖在正常水平就不应该出现并发症才符合逻辑。其次,血糖升高是结果,升高血糖的激素却很多,为什么只有胰岛素能降血糖(图 5-14)?

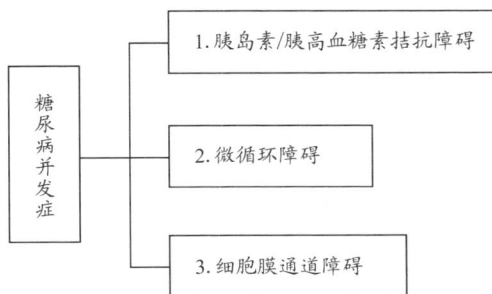

图 5-14 糖尿病并发症的病因示意

饮食结构中缺少优质蛋白、矿物质和维生素等营养物质,会造成细胞膜通道障碍。"胞内低糖胞外高"的生理模型可以回答糖尿病的逻辑障碍,也佐证了疾谱规律性。细胞膜孔障碍影响因素如图 5-15 所示。

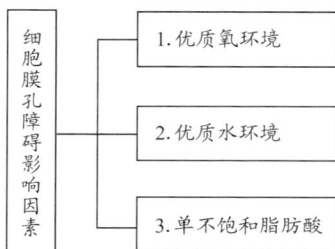

图 5-15　细胞膜孔障碍因素示意

4. 寒热虚实、轻重缓急

中医是如何解决疾病问题的呢？首先，需要确定寒热虚实的方向问题。在治疗时就有先后顺序，寒热是决定疾病病性的，虚实是决定疾病病势的（如图 5-16 所示）。

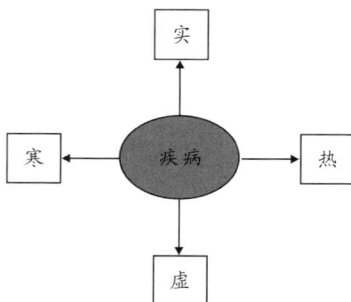

图5-16　寒热虚实是治疗方向示意

其次，治病方法遵从先病性后病势的基本原则。也就是先确定寒热来选择用药的属性，再根据虚实来确定药物的选择。针对热证选用黄连和菊花等寒凉药物，如果体虚选菊花，体实选黄连。治疗风寒感冒需要选择辛温解表药，年轻人可以用麻黄汤、九味羌活丸等处方，对于老年人则要用荆防颗粒、参苏饮之类的解表轻剂。

如果方向不对，很容易犯"虚虚实实之弊""寒寒热热之戒"。古人"人参杀人无过，大黄治病无功"诚不欺人。中医临床需要遵从"寒则热之、热则寒之、虚则补之、实则泻之"十六字箴言。

如果寒热虚实是治病的，那轻重缓急就是救命的。感冒算轻症，治不治疗七天可能都会好。如果感冒后高热 40℃就变成重证了。碰上瘟疾感冒 40℃可能就进 ICU 了;这样感冒就从轻症转成重症,最后到 ICU 急证了(如图 5-17 所示)。

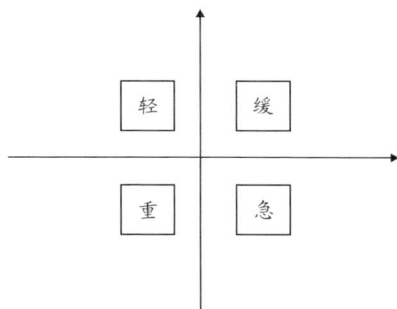

图 5-17　轻重缓急示意

救命的次第是把重症转成轻症,急症变成缓症(表 5-2)。

表 5-2　治病方法逻辑示意

方法＼病势	轻	重	缓	急
防传变				
适扶正				
思多因				
强控制				

临床的轻重缓急是随时在转换的。寒热虚实的确定,可以帮助医生快速建立诊断方向。掌握寒热虚实、轻重缓急规律以后临证就不会乱套。在医生的诊疗过程中,最难的是诊断(如图 5-18 所示)。

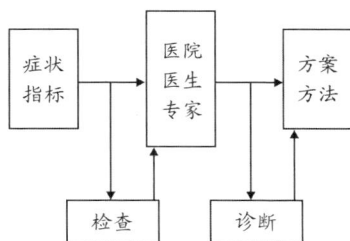

图 5-18　诊断逻辑示意

中医在望闻问切中收集资料来佐证诊断,确定寒热虚实方向,然后就是遣药组方。在确定方案的时候还会考虑非药物疗法、中成药和食疗方案等。孩子患扁桃体炎就考虑玄麦甘橘冲剂和咽扁颗粒等中成药,如果伴有发热、便秘就可以用小柴胡颗粒。

70多岁的李叔因腿伤就诊,神情非常沮丧。检查发现髋关节活动受限,咨询病史是去医院做肠镜检查,躺检查床上太久,起床后就发现腿不能正常活动了。医院拍片检查,没有发现异常,服用止痛药没有解决问题。在体征检查时没有发现骨折问题,然后徒手对髋关节做复位,"咔咔"响两下后,李叔的髋关节活动范围明显增大。这是既做诊断,又完成了治疗。

尹姓患者脖子落枕后到医院拍片没发现异常,按摩贴膏药历时7个月没有康复。检查发现是推拿按摩加重水肿导致脱位颈椎小关节无法复位,颈椎在小关节复位后旋即恢复正常。

5. 汗吐下和、温清消补

"汗吐下和,温清消补"是中医最基本的治疗方法。

汗法最常用于外感,如发热以后出汗就能缓解。当农药中毒、酒精中毒和食积时要采用吐法,此法与现代医学的洗胃法异曲同工。针对肠道急症往往会采取攻下的治疗方法。大便堆在肠道时间太久则取"急则下之"的下法,治疗结石的"化、移、排、冲"也是下法的应用。至于"通因通用"治疗顽固性腹泻则需要辨证论治。

调和气血等和法被广泛应用于临床。调和肝脾、调和肠胃、调和情志、调和心脑和交济心肾等都是和法的具体应用。

温法主要应用于寒证。就是用比较温性的药物去解决寒证,如附子、羊肉等温热药物或食材,针对寒证或阳虚证都能获得比较满意的效果,临证只需要辨别真假寒证而已。

清法属于"热则寒之"的热证治疗范畴,包括清热凉血、清虚热、清热解毒等。针对食积还可以配合下法增强疗效,针对结石、增生、结节、肌瘤、囊肿和癌瘤等可以配合益气活血、填精补髓法。

五、习有所成

1. 循证类治

(1)感冒

感冒一般称为上呼吸道感染,存在复杂的分型。首先,是时邪感冒,俗称上呼吸道感染,包括鼻炎、中耳炎等。其次,是痼疾感冒,就是感冒诱发宿疾发作等。

时邪感冒和痼疾感冒可以从年龄段来简单分别。时邪感冒常见于 30 岁以前,痼疾感冒常见于 50 岁以后。如果正常治疗心悸头晕不能获得缓解,就一定要考虑感冒因素。时邪感冒和痼疾感冒有可能同时发生,此时需要解表安里双管齐下。

时邪感冒分风寒感冒和风热感冒两种常见类型。风热感冒就是要注意保存阴津,"得一分阴津则保一分生机",可以伍用玄麦甘橘冲击、咽扁颗粒和金银花露等。用不同剂量的九味羌活丸治疗风寒感冒和颈肩腰腿痛,体现的是中药的量效关系。阴虚感冒、气虚感冒等体质性感冒可以归属痼疾感冒范畴。"冬吃萝卜夏吃姜"是因为夏天气温高,人体容易贪凉受寒,需要吃姜来温胃解表。冬天进补容易食积影响睡眠,吃萝卜可消食理气助眠。另外,当归生姜羊肉汤治疗阳虚性感冒等。治疗胃肠型感冒用藿香正气丸和肠炎用黄连素就体现了寒热的辨证用药。孩子感冒发热需要补充糖分。感冒分型如图 5-19所示。

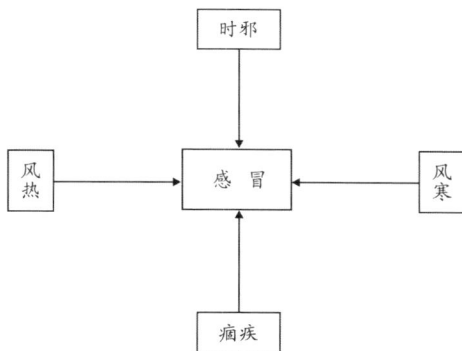

图 5-19 感冒性质示意

(2)头痛

头痛包括外源性头痛和内源性头痛(图 5-20)。伤风感冒引起头痛可酌加羌活、紫苏叶、葛根等。如果伴有高血压或者出现血栓性头痛可以选用通窍活血汤。感染性头痛可以选用四妙勇安汤和仙方活命饮加减治疗。酒精中毒、食物中毒和动物咬蜇伤中毒等中毒性头痛,需要发汗利尿通便来排毒。神经性头痛需要补充糖分和氧气。垂体瘤、甲状腺激素异常和更年期综合征等激素性头痛,选择营养早餐和人参汤。贫血、白血病等血液性头痛,往往需要专业治疗。

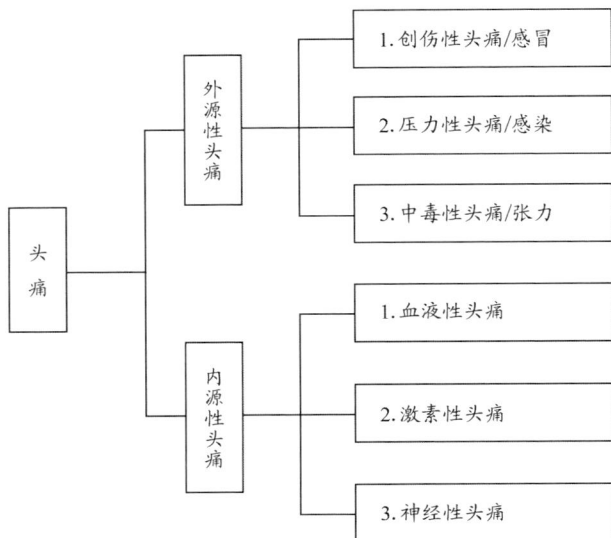

图 5-20　头痛分型示意

　　头痛的致病因素非常复杂,不但与五官科的腔隙性压力密切相关,还与脊髓因素密切相关,如脑脊液压力和椎骨压迫脊髓等。头痛的不同部位出现疼痛,与脏器功能具有相关性,往往可以利用部位以及疼痛性质诊断疾病。头痛鉴别诊断见图 5-21 所示。

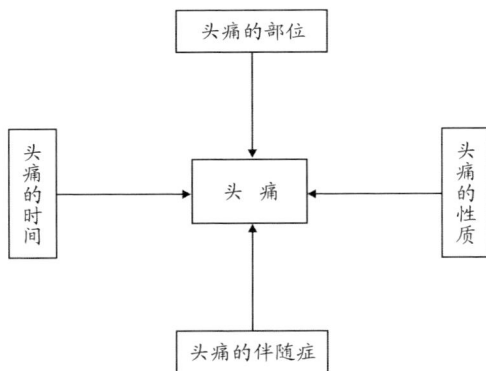

图 5-21　头痛鉴别诊断示意

　　① 引起头痛的第一因素是感染。所有的感染都可能会引起头痛,如头部带状病毒感染、脑膜炎或者脑炎之类的。

　　② 引起头痛的第二个因素是神经冲动传导障碍,包括反射弧不完整的因

素和供血系统障碍都会诱发疼痛。反射弧传导障碍又分为高位传导障碍和低位传导障碍,如脊髓空洞综合征。

③ 各种占位病变。引起头痛的第三因素属于外伤或者占位性病变,如椎管的各种囊肿或者瘤肿压迫引起。

④ 各种创伤都可能引起脊髓腔压力异常出现剧烈头痛,比如椎管骨折。

⑤ 还要考虑内科脏器病变引起的头痛,如脑梗、心梗等脏器病变。

⑥ 要密切关注伴发症状头痛。首先是视源性头痛,视力引起疼痛的部位往往在大脑枕部(一个患者因为被人拍了枕部而失明)。颈椎病引起脑部供血不足,也会觉得视物模糊。针对风池穴经常按压会真正起治疗作用,左侧按向右额头方向施力,右侧按向左额头方向施力。其次是耳源性头痛,如内耳炎、中耳炎引起的头痛。

最后还有内脏引起的头痛,如胆结石引起头痛。胆囊炎、胆结石也容易伴发听力障碍。针刺章门穴可缓解胆结石引起的剧烈头痛。

(3)发热

发热是由多种原因引起的症状,按照病因来分有内因发热和外因发热。内因发热包括情绪性焦虑、应激性发热、更年期发热、脏腑气血功能障碍等。外因发热常见于感染、过敏、免疫和中毒等。发热常见原因如图 5-22 所示。

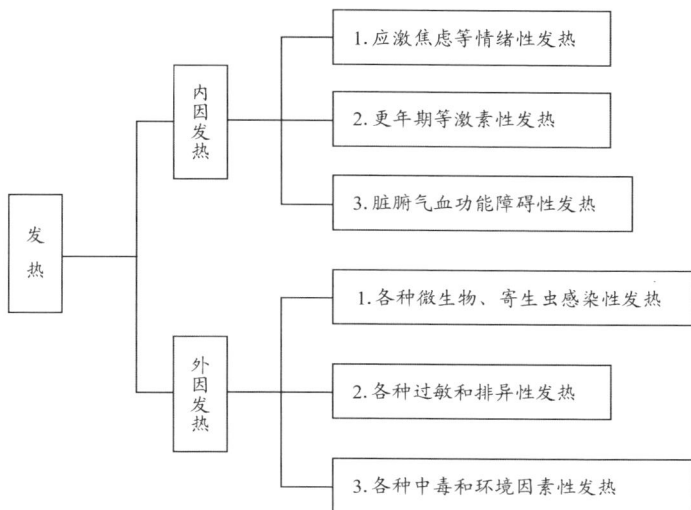

图 5-22　常见发热病因示意

首选对因和对症治疗发热,其次是素质治疗。常选维生素 C 降温法和酒精浴身等物理方法结合使用。其次选择药物降温法。最后患者要注意补糖、补水、通便和流质饮食。

一例肛周脓肿转移成肝脓肿的发热患者,误诊感冒发热迁延病情导致不良后果。

一例因扁桃体脓肿没有彻底根治而造成顽固性高热,用维生素 C 持续服用配合康复治疗而痊愈。

一例高热惊厥小孩因过度冰敷降温造成脑瘫离世。

(4)咳嗽

咳嗽的首要病机是水津精转化异常,肺失宣降所致,这是脾生痰,肺储痰的概念。其次是阴阳气血平衡失常,是内分泌调控体系失衡。包括久咳必虚、久咳必瘀的理念,病性的寒热虚实和病势的轻重缓急等。最后,所有的干咳、久咳都只是症状、治疗需要回到咳嗽的病因上来。

治疗咳嗽只有在辨证精准的情况下,才能精准选用止咳药物。如寒咳选用麻黄汤加细辛、紫菀、款冬花、苏子等。热咳选用百合、地黄、地骨皮、黄芩、杏仁、桑叶等。治疗虚咳用罂粟壳、杏仁、葶苈子、陈皮、麻黄绒、白果、诃子等。云南白药可治疗血瘀性咳嗽。咳嗽辨证思维见图 5-23 所示。

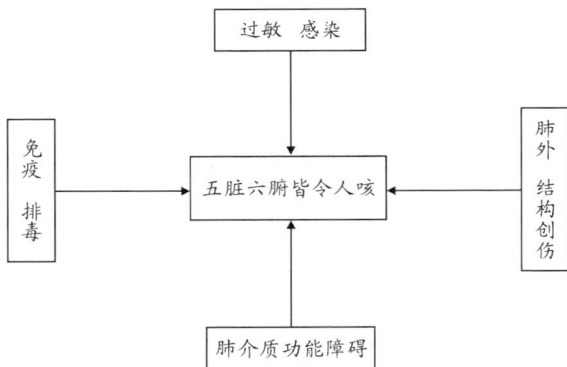

图 5-23　咳嗽病因示意

首先咳嗽是建立在咽肺反射的结果。表示身体正遭受着某种刺激,需要积极干预。比如饭粒呛到气管里,喝水呛到气管里引起剧烈咳嗽就属此反射。赖姓小孩患咳嗽并伴有情绪暴躁,检查发现甲状腺功能障碍。中医调理十余天后复查,甲状腺功能完全正常后,咳嗽和暴躁情绪也随之消除。

其次,肺间质功能影响咳嗽的性质。刘某患中风以后查出肺腺癌,选择先治疗中风而罔顾治疗肺腺癌,中风康复数年后大出血离世。

最后,久咳必定伤肾,需要肺肾同治。可外用花椒、胡椒和盐炒好以后熨肺俞和肾俞至微汗为度。

总之,咳嗽治疗首先抗感染和过敏。其次要排痰。最后排除药物性咳嗽。

（5）腹痛

诊断腹痛不但与位置密切相关,还与疼痛性质紧密相连。腹腔脏器主要有消化器官、泌尿器官和生殖器官等。消化器官病变包括肠胃炎症和梗阻等。泌尿器官病变包括肾脏病变和结石等。生殖器官病变包括性腺炎症和瘤变等。腹腔器官疼痛分类如图 5-24 所示。

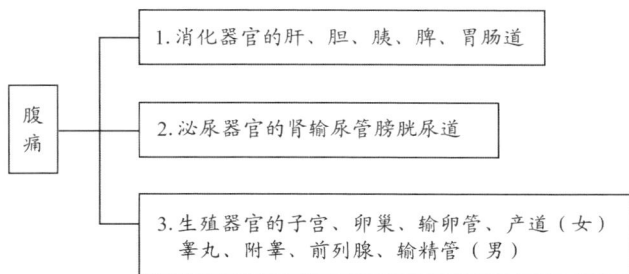

```
        ┌─ 1. 消化器官的肝、胆、胰、脾、胃肠道
        │
腹痛 ────┼─ 2. 泌尿器官的肾输尿管膀胱尿道
        │
        └─ 3. 生殖器官的子宫、卵巢、输卵管、产道（女）
              睾丸、附睾、前列腺、输精管（男）
```

图 5-24　腹痛鉴别诊断示意

腹痛的病机可以分为痉挛、梗阻、出血、感染、脓肿、结石和肿瘤占位等。根据梗阻部位不同分为肠梗阻、输尿管梗阻、胆管梗阻、胰管梗阻等。出血并感染需要采用抗炎解毒治疗方法。脓肿分为肛周脓肿、肝脓肿、肾脓肿和盆腔脓肿等,需要预防脓肿穿孔形成弥漫性腹膜炎危及生命。

诊断病情要参考腹痛点。如脘腹部疼痛是胃炎、胃溃疡等。右胁肋部疼痛是与胆囊炎、胆结石或者胆道寄生虫相关。左胁肋部与胰腺和脾脏相关。左下腹往往与结直肠炎、输尿管结石、卵巢病变有关。右下腹往往与阑尾炎、输尿管结石或者宫外孕有关。肚脐部与小肠相关。下腹部往往与膀胱炎、男性前列腺和女性产道相关。

腹痛治疗包括畅通肠道、理顺尿道、养护管道为基本法则。畅通肠道包括对粪便、脓肿、寄生虫和结石的处理。胆肾结石需要采用"化、移、排、冲"的方法等。理顺尿道就是不要憋尿产生炎症等。养护管道就是多饮水避免产生肾结石和形成胆结石等。

（6）颈肩腰腿痛

人体躯干骨骼的颈椎、胸椎和腰骶椎出现病变,可以配合相应的康复和临床用药。骨骼病变影响到脊神经会产生植物神经功能紊乱症状,包括皮肤感觉异常和内脏功能障碍等。

颈肩腰腿痛症状是与其结构部位息息相关的。如颈椎病可以引起听力下降、视力下降、味觉下降和吞咽功能障碍等,还可以引起神经精神功能障碍,出现头晕乏力、恶心等,甚至产生睡眠和情绪心理障碍等。下位颈椎病变会引起肩部和手臂剧烈疼痛和功能性障碍等症状,甚至发生肢体变形和废用等。

颈椎病常见情况是颈椎骨质增生,其次是颈椎间盘膨出,最后是脊髓和鞘膜病变(图 5-25)。治疗方法有康复运动和中医药治疗。

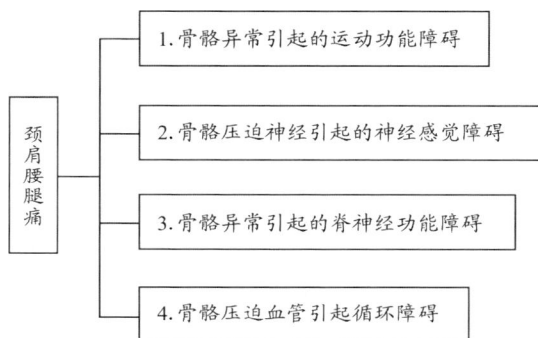

图 5-25　颈肩腰腿痛鉴别诊断示意

颈椎、胸椎和腰椎是一椎受损,诸椎遭殃。椎骨病变不一定局限于骨骼本身,还与很多的非骨性因素密切相关。如内分泌系统失调就能严重影响骨骼的生长发育。治疗椎骨病变的症状可以选择消栓通络胶囊、逐瘀通脉胶囊等。

消栓通络胶囊

【主治】瘀血阻络性神情呆滞、手足发凉、肢体疼痛。

【用法】一次 6 粒,一日 3 次。

【注意】孕妇、月经期及有出血倾向者慎用。阴虚内热、风火、痰热证者慎用。

逐瘀通脉胶囊

【主治】血瘀性头晕、头痛、耳鸣。

【用法】一次 2 粒,一日 3 次。

【注意】脑出血患者禁用。孕妇、体虚、肝肾功能不全者忌用。

治疗颈椎的中成药物有颈复康颗粒、华佗再造丸、银杏叶、三七片和藏红花等。治疗腰椎的中成药物有独一味胶囊、仙灵骨葆胶囊、风湿马钱片、尪痹颗粒等。

颈复康颗粒

【主治】风湿瘀阻性头晕、颈项僵硬、肩背酸痛、手臂麻木。

【用法】一次 4 粒，一日 3 次。

【注意】孕妇慎用。风寒湿痹者慎用。因含土茯苓，故服药后不宜立即饮茶。

华佗再造丸

【主治】痰瘀阻络性半身不遂、拘挛麻木、口眼㖞斜、言语不清。

【用法】一次 4～8 克，一日 2～3 次，重症一次 8～16 克，或遵医嘱。

【注意】孕妇忌服。中风痰热壅盛证，表现为面红目赤、大便秘结者不宜用。平素大便干燥者慎用。

仙灵骨葆胶囊

【主治】肝肾不足性腰脊疼痛、足膝酸软、乏力。

【用法】一次 3 粒，一日 2 次，4～6 周为一疗程。

【注意】孕妇及肝功能失代偿者禁用。对本品过敏者禁用。过敏体质、湿热痹者慎用。高血压、心脏病、糖尿病、肝病、肾病等慢性病严重者慎用。感冒时不宜服用。

尪痹颗粒

【主治】肝肾不足，风湿痹阻性肌肉、关节疼痛，局部肿大，僵硬畸形，屈伸不利，腰膝酸软，畏寒乏力。

【用法】颗粒剂：一次 6g，一日 3 次。

片剂：糖衣片一次 7～8 片，薄膜衣片一次 4 片，一日 3 次。

【注意】本品温补行散，所含附子有毒，故孕妇禁用，湿热实证者慎用。

头手部功能康复可以选择椎弓反牵，药物治疗选择天麻、全蝎、地龙、珍珠母、僵蚕、川芎、菊花、细辛、白芷等。颈肩部功能康复可以选择云手，药物治疗选择鸡血藤、骨碎补、川芎、葛根、姜黄、桑枝等。胸部功能康复可以选择俯卧撑，药物治疗选择狗脊、徐长卿、秦艽、补骨脂等。腰部功能康复可以选择运动开膀胱经，药物治疗选择鹿角霜、杜仲、续断、枸杞、黄精等。腿部功能康复可以选择一苇渡江，药物治疗选择续断、土鳖虫、三七、木瓜、龟板等。足部功能康复可以选择狡兔蹬鹰，药物治疗选择伸筋草、木瓜、石菖蒲等（图 5-26）。

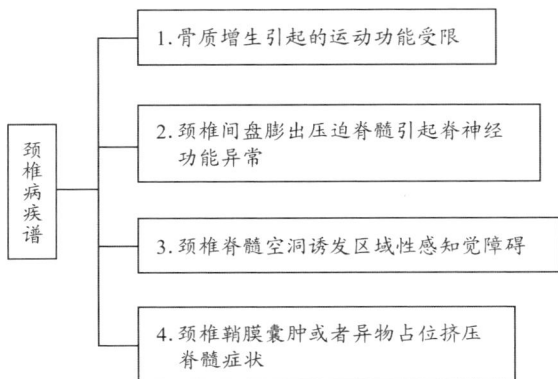

图 5-26　颈椎病鉴别诊断示意

（7）结节囊肿癌瘤

结节、囊肿和癌瘤属于中医杂症范畴。增生往往发生在腺体细胞，如乳腺增生和前列腺增生。结节往往发生在间质细胞，如肺结节和筋膜结节等。息肉往往发生在上皮细胞如鼻息肉、声带息肉、胃壁息肉、胆囊壁息肉、肠息肉、宫颈息肉、子宫内膜息肉等。

以甲状腺为例来阐述神经内分泌的调控原理：

如果甲状腺素分泌升高，垂体分泌的促甲状腺素就会减少，这种情况属于甲状腺功能亢进。反之就是甲状腺素分泌减少，垂体分泌的促甲状腺素就会增多，这种情况属于甲状腺功能低下。甲状腺的自我调控就是为了满足各种状态的代谢需求，比如甲亢的代谢就很强，出现吃得多而身体瘦的表现。甲状腺素的合成与碘元素密切相关（图 5-27）。

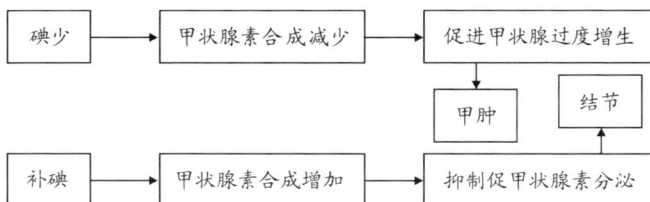

图 5-27　碘与甲状腺病的逻辑示意

囊肿好发结缔组织，它的发生与组织水肿和血液黏稠度息息相关。按照部位分有脑膜囊肿、脊髓硬膜囊肿、椎管的硬膜囊肿、肝囊肿、肾囊肿、卵巢囊肿、皮脂腺囊肿和腱鞘囊肿等。按照囊肿性质分黏滞性囊肿、黏液性囊肿和浆液性囊肿。

肝脏的肝血窦容易形成肝囊肿。肝血窦是相邻肝板之间的腔隙，是一种特殊的毛细血管，窦壁由内皮细胞构成（见图 5-28）。

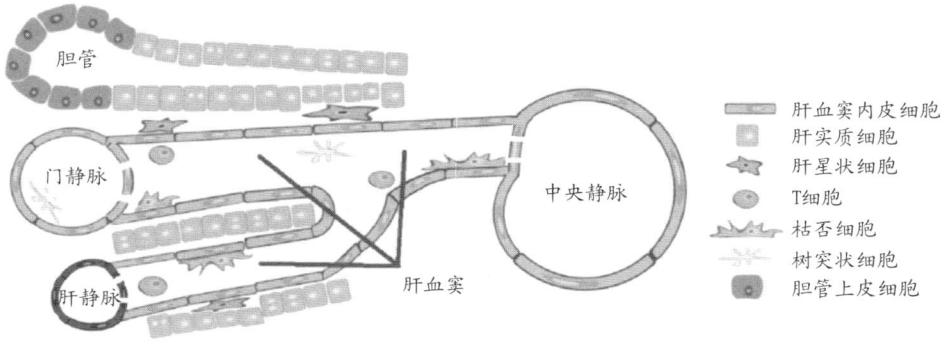

图 5-28　肝血窦示意

肾脏的盏间隙容易形成肾囊肿（图 5-29）。

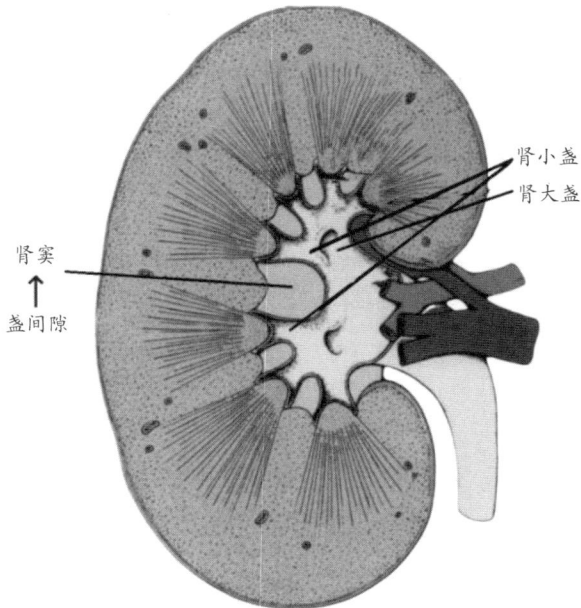

图 5-29　肾盏间隙示意

肺间质容易形成肺大疱和诱发肺结节（图 5-30）。

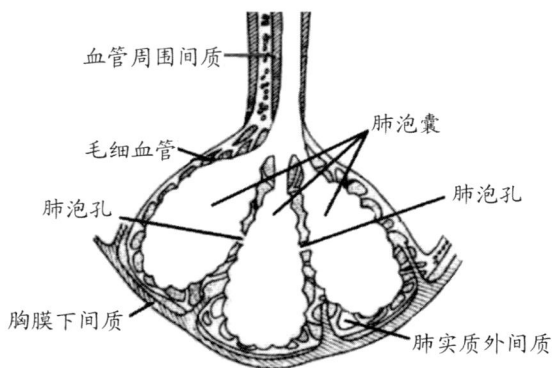

图 5-30　肺间质示意

囊肿分为浆液型、黏液型和黏滞型三种类型（图 5-31）。囊肿的增大速度与囊肿性质密切关联。

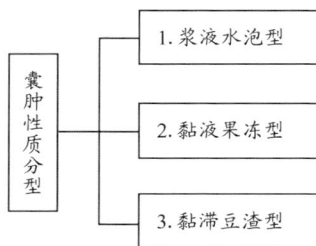

图 5-31　囊肿分型示意

中医的"肝肾同源"体现在囊肿方面，有肝囊肿和肾囊肿，在结石有肝胆结石和肾结石。

癌瘤是身体正常细胞异常突变的结果。癌瘤的性质与组织细胞的性质密切相关（图 5-32 所示）。

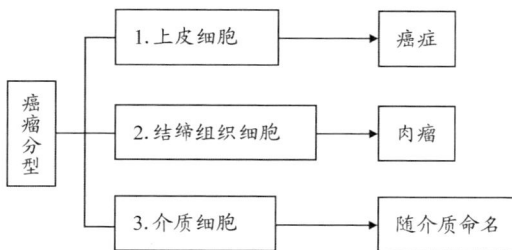

图 5-32　癌瘤的细胞学特征示意

随着年龄的增长,细胞膜流动性降低。细胞突变的病机遵从气滞、痰凝和血瘀(表5-3)。

表 5-3　五脏病机与年龄示意

	气滞	痰凝	血瘀	病理
心				热
肝				郁
脾				实
肺				寒
肾				虚
	少年	中年	老年	

中医五行的生克乘侮对气机有直接影响。气滞分为结构性气滞和功能性气滞。痰凝分有形之痰和无形之痰。血瘀俗称"五劳七伤",也分为无形的血淤和有形的血瘀,无形的血淤包括高血糖、高血脂和高尿酸等。有形的血瘀包括各种结节、囊肿和瘤。

2.五藏论治

五脏功能与阴阳平衡、气血充盈和生承制化密不可分(表5-4)。

表 5-4　五脏生理功能示意

五脏 ＼ 病机	阴阳	气血	精神
心			
肝			
脾			
肺			
肾			

五藏在逆生原理中各有不同的论治要点和方药(表图5-5)。

表 5-5　五脏在逆生原理中的功能示意

逆生原理　　　五脏	百病肝为先 （阴阳以生）	久病寻气血 （气血以成）	疑难窥通道 （精神以长）
心			
肝			
脾			
肺			
肾			

表注:把十字中医和逆生原理衔接在一起,就有"阴阳以生"配"百病肝为先","气血以成"配"久病寻气血","精神以长"配"疑难窥通道"。

心脏在临床的表现形式有心血管堵塞、心律不齐或室颤等,藏象的生承制化是维系其正常生理功能的基础。五脏的病理呈现显著区别。五脏科属示意见表 5-6 所示。

表 5-6　五脏在科别的属性示意

科别　　　五脏	内科	外科	妇科	儿科	伤科
心					
肝					
脾					
肺					
肾					

秦姓老人患肺心病多年,每次住院治疗以后,药物服用品种就会多一种。后来中医调治改善症状后,隔三岔五就减少药物服用种类,一直到完全依靠中医解决不适症状。

内科配心脏、外科配肝脏、妇科配脾脏、儿科配肺脏和伤科配肾脏来阐述逆生原理的应用规律比较有代表性(表 5-7)。

表 5-7　逆生原理在科别的应用示意

逆生原理 ＼ 科别	心内科	肝外科	脾妇科	肺儿科	肾伤科
百病肝为先					
久病寻气血					
疑难窥通道					

心梗和脑梗都具有致残性。首先是心脏泵功能机制,其次是心律的影响因素,最后是心肌力量强弱的影响因素。在治疗心脏病的过程中,必须加入心理建设和干预血液质量措施。血液的稠度、血液的成分和血管壁弹性等都对心脏有巨大影响(图 5-33)。徐某患肝肾综合征并发心力衰竭,水肿非常严重,成功沟通进 ICU 透析排水而转危为安。

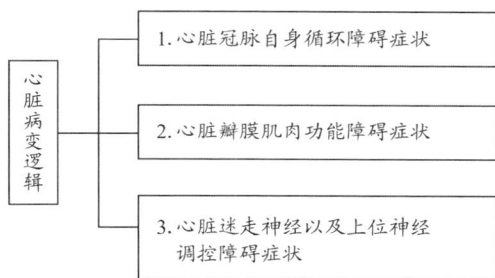

图 5-33　常见心脏病因示意

心肌病变包括瓣膜关闭不全或者狭窄,海参萝卜小米粥对恢复心肺循环功能有一定效果。赵某小孩患川崎病,用 120 克鸭肉、60 克生地煲汤服用,复查心脏瓣膜和血管功能完全康复正常。

心功能障碍性疾病与大脑和肾脏关系密切。用生脉饮 30 毫升、六味地黄丸 6 克可以用作基础保养。人参、麦冬、五味子配伍滋养心阴,黄精、枸杞、肉苁蓉滋补肾精,酸枣仁、郁金、石菖蒲醒脑开窍,天麻、珍珠母、夏枯草针对风证,天麻、川芎、葛根针对颈椎病(图 5-34)。

睡眠对恢复肾功能的帮助很大。在治疗脑病的时候也要关注心脏和肾脏。

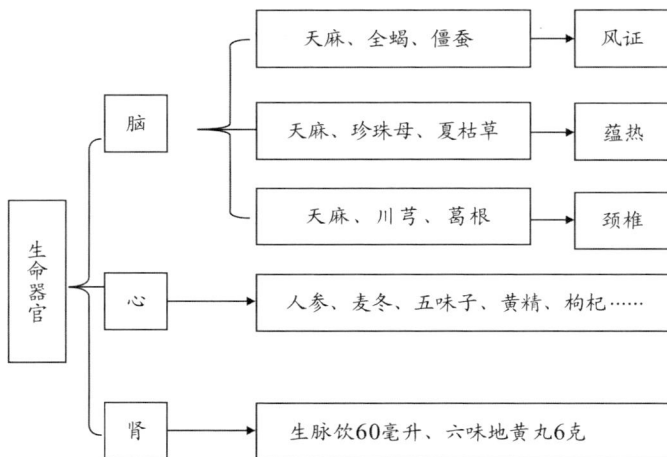

图 5-34　心脑肾用药示意

肝脏外科的肝移植手术和克隆技术都取得了显著进展,但保养肝脏工作依然任重道远(图 5-35)。肝脏藏血和疏泄失调会出现肝郁气滞症状,从而引起肝血窦过滤率下降。肝功能受到影响,往往在眼睛和肛窦表现出信号。脂肪肝、高血脂等都会影响肝功能。"人卧血归肝"是维持肝藏血和疏泄的必要条件。

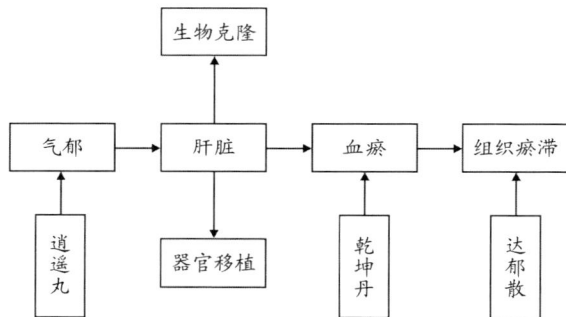

图 5-35　肝脏病用药指导示意

肝脏在久病寻气血中的处理法则是益阴活血法,不需要用大量的活血药,适当选用当归、白芍、鳖甲等即可。

肝脏在疑难窥通道中要注意胆汁通道、肝血窦的过滤率和脾肾阳气的温煦作用。

脾脏病机常见冲任不调、脾肾阳虚和肝郁脾虚等。《傅青主女科》:"夫白带乃湿盛而火衰,肝郁而气弱,则脾土受伤,湿土之气下陷,是以脾精不守,不能化荣血以为经水。"故重用白术、山药健脾补肾为君药,车前子、苍术燥湿利水为臣药以成完带汤。

女科常见痛经、带证、更年期综合征和骨质疏松等疾病,首要病机是脾肾阳虚,次要病机是肝郁脾虚,最后是心肾不交。针对脾肾阳虚型可食用红枣、枸杞、阿胶等颇有裨益。曾治闫某患月经先后无定期,嘱用黄酒稀释后吞服乌鸡白凤丸而愈。

中成药鳖甲煎丸对妇科囊肿、子宫肌瘤和乳腺增生等有效果,是因为鳖甲煎丸可针对气滞、痰凝和血瘀病机。王某患甲状腺瘤,使用藿香正气丸和鳖甲煎丸后找不到甲状腺瘤了。

肺科的症状常见咳嗽和喘促。治疗咳喘的核心机制是肺泡表面活性剂和血氧交换速度。谢某小孩患咳喘,久治不愈。进行肺张力扩张训练两月后痊愈。

刘某患巨型肺大疱。用吹气球方式增强其肺泡张力、营养早餐改善营养状态和定期中药调治,半年后痊愈。

肾主骨、藏精和生殖。优质睡眠是保养肾脏的关键,充足的优质蛋白和矿物质是必要条件。肾脏的阴阳平衡也很重要,它们是肾精的重要组成部分(图5-36)。

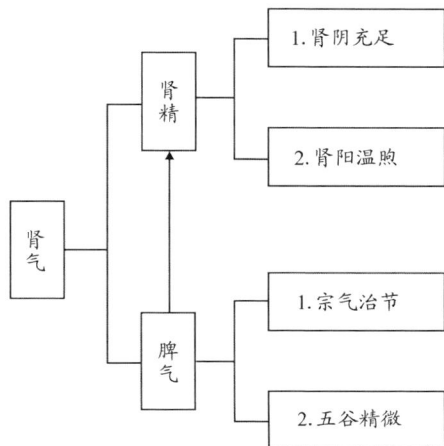

图 5-36　肾气逻辑示意

六、和光同尘

《道德经》第五十六章："挫其锐,解其纷,和其光,同其尘,是谓'玄同'。"当亲子关系能平等沟通与交流时,孩子就比较容易树立爱心与责任感。在健康理念中还包括心理健康和良好的社会适应能力。在成长过程中,父母是孩子的第一老师。亲子关系是健康中的核心要素,家庭成员之间的相处关系会延伸到未来生活的每一个角落。

1. 五藏情志

《灵枢·九针论》:"五藏:心藏神,肺藏魄,肝藏魂,脾藏意,肾藏志。"说明古人对脏腑功能影响情志已经有很强的体感和认知,并逐步形成理论体系(图5-37)。

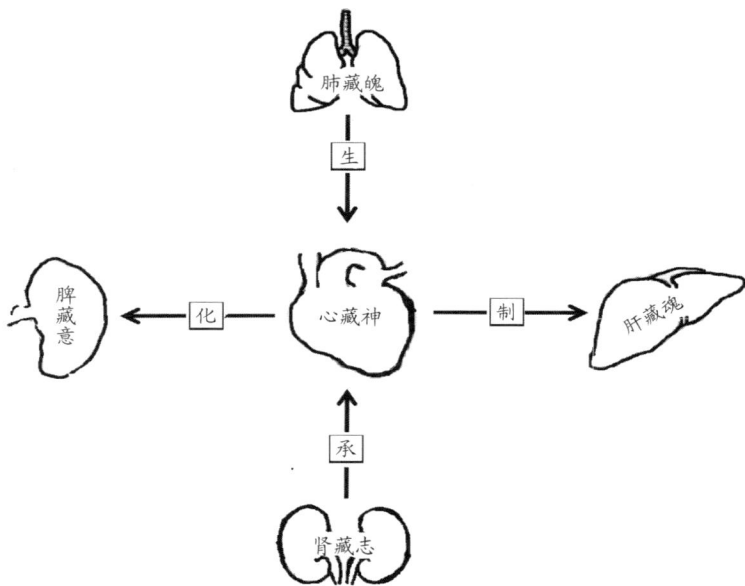

图 5-37　五藏生成制化示意

《灵枢·本神》认为,天之在我者德也,地之在我者气也,德流气薄而生者也,故生之来谓之精。《灵兰·秘典论》认为,心者,君主之官也,神明出焉……故主明则下安,以此养生则寿……主不明则十二官危,使道闭塞而不通,形乃大伤,以此养生则殃。《灵枢·营卫生会》认为,老者之气血衰,其肌肉枯,气道涩,五脏之气搏,其营气衰少而卫气内伐,故昼不精,夜不瞑。

神经系统对气机的调控贯穿整个人生。气机的"升降浮沉聚散"与所有脏腑的生理机制和病理机理密不可分。内脏气机与"神魂魄意志"紧密相连，交感神经对气机的影响尤为明显。交感神经既通过脊神经和低位中枢有交接，也通过上行脊索与脑直接交集影响着内脏系统。五脏虽然各有其所主情志，但彼此又合力调节着身体的平衡。

中医"百病始于瘀"包括郁、淤和瘀三个维度。脏器淤滞都会引起相关的情志变化。《素问·六节藏象论》认为，天食人以五气，地食人以五味。五气入鼻，藏于心肺，上使五色修明，音声能彰。五味入口，藏于肠胃，味有所藏，以养五气。气和而生，津液相成，神乃自生。

七情的"喜怒忧思悲惊恐"是五志的"神魂魄意志"的病理反应。"神、魂、意、魄、志"可以理解为脑的情志功能分属五藏的分支。不同的细胞状态会诞生不同的情绪反应，从而影响到相应器官。比如更年期综合征的情绪反应、小孩儿缺睡眠的哭闹反应、低血糖的情绪暴躁等，这与利用中医五行生克原理来治病不谋而合。三国名医华佗刺激曹操大怒吐血而疗愈顽疾即是此理。七情五志在大脑不同位置有主管区域，相应区域出现功能障碍，就会出现与之相应的情绪和感官变化。这种情绪感官变化不但与五藏气机密切关联，还与大脑内部的营养障碍和电位阈值等息息相关。大脑区域功能障碍与五志关联见表5-8所示。

表 5-8　五脏藏志与神经解剖示意

	心-神	肝-魂	脾-意	肺-魄	肾-志
大脑白质性					
大脑灰质性					
大脑核团性					
中脑创伤性					
延髓缺血性					
其他功能性					

人脑是由大脑、小脑、间脑、脑干组成。大脑为神经系统最高级部分，由左右两个大脑半球组成，大脑两半球的功能是分工合作的，如果大脑两半球被分割开来，各半球的功能将陷入孤立，缺少相应的合作，在行为上会失去统合作

用。在每一半球上，又各自分区为数个神经中枢，每一中枢各有其固定的区域，分区专司形成大脑分化而又统合的复杂功能。在区域的分布上，两半球并不完全相同。

大脑顶叶为处理各类感觉信息，包括痛觉、触觉等的中枢，同时也和语言、记忆等功能有关。额叶在整合非任务性长期记忆中扮演关键角色，这些记忆通常来自边缘系统输入而产生的情绪。枕叶是初级视觉皮质中枢，它主要功能是主管视觉与视觉信息的加工综合相关。颞叶负责处理听觉信息，也与记忆和情感有关。

脑干的功能主要是维持个体生命特征，包括心跳、呼吸、消化、体温、睡眠等重要生理功能。

小脑是大脑的第二大部分，是运动的重要调节中枢，有大量的传入和传出联系。大脑皮质发向肌肉的运动信息和执行运动时，来自肌肉和关节等的信息都可传入小脑。小脑经常对这两种传来的神经冲动进行整合，并通过传出纤维调整和纠正各有关肌肉的运动，使随意运动保持协调。

延髓有生命中枢之称。其主要功能是调节内脏，控制基本生命活动，如控制呼吸、心跳、消化等。

中脑控制瞳孔、眼球、肌肉等活动。

间脑将传入的感觉神经冲动加以组合、分布，它与意识的活动有关，同时也与人的情绪行为有关。

丘脑被称为脑中枢。是感觉传导的接替站，除嗅觉外，各种感觉的传导通路均在丘脑内更换神经元后投射到大脑皮层。在丘脑内，只对感觉进行粗糙的分析，在大脑皮层才对感觉进行精细的分析与综合。下丘脑的神经分泌物是通过门脉流入垂体前叶的，它把内脏活动与其他生理活动联系起来，调节着体温、摄食、水平衡、血糖和内分泌腺活动等重要的生理功能。

脑垂体分泌的激素既直接作用于人体，也激发其他腺体产生激素，或调整其他腺体的激素产量，间接作用于各种组织。

鱼肉是理想的高蛋白低脂肪食物，尤其是海鱼，还富含 DHA 和 EPA 两种长链多不饱和脂肪酸，能降低血脂，防止脑血栓的形成。小米被称为"健脑主食"，因为小米营养价值很高，含有丰富的不饱和脂肪酸、蛋白质、维生素 E、胡萝卜素、铁、磷、钙、维生素 A、维生素 D 等营养物质，并且小米中维生素 B_1 的含量为所有粮食之首，这些成分有助于人体神经系统的正常活动。婴幼儿多食用小米能促进大脑的生长和发育。大豆制品富含优质蛋白质，含有人体所需的多种必需氨基酸,这些元素对脑血管的功能非常有帮助,还能抑制胆固醇在体内的积累,可预防心血管疾病。

中医利用五行学说将五藏分成五个子系统,而不是单纯的五个实体器官。如果不建立这个思维模式,就很难理解"五藏情志"的概念。

五藏系统在情志有不同分属。《灵枢·本神》:"天之在我者德也,地之在我者气也。"讲天德和地气才能化生万物,如"德流气薄而生者也"。这里是讲人的藏系统,才有"魂魄""意志""精神""心智"等内容的呈现。"魂魄心智"链接起来就会体现"欲望"这一核心。个体的焦虑反应是因为"求不得",就是需求不能获得满足就会产生焦虑情节。五藏情志的阀门在"骨""髓""神""气"四方面。"随神往来谓之魂"强调的是肝主藏魂才能疏泄五藏情绪和气机。实现自我生命价值需要完成五藏的情志管理工作,达到照顾大脑、稳定情绪和实现愿景的目的(表 5-9)。

表 5-9 价值取向与五藏情态示意

五藏情志 价值取向	心-神	肝-魂	脾-意	肾-志	肺-魄
志					
意					
行					

知行合一需要"志、意、行"的协调配合。"志"是外界因素诱发的情绪链接对个体产生的心理影响,比如说有人喜欢音乐,有人喜欢马术,有人喜欢杂技的叫正向强化。当产生"志"以后的结果就是形成"意"的状态。"意"叫"动于衷",产生强烈的情感波动。想把精神上的意愿转化成现实场景叫欲望。"行"是往目标前进的过程,在实现目标过程中不断地分解目标。

(1)大"志"是天上日月星辰对人类的影响,"天食人以五气,地食人以五味"才孕育了人的精气神,它维系着整个人类生态。

(2)人生不如"意"的事情多了以后会严重影响情绪,诱发焦虑的行为模式,所有情志在人生时间轴上都具有时限性。

(3)尽可能建立优质咨询线降低"行"的试错成本。在情志管理中,首先要建立"志、意、行"的感官体验;其次要学会认知到焦虑是事情的起点而一定不是终点;最后在建立咨询线以后,要选择对自己最有利的方向开始行动。

七情五志和脏腑功能是紧密相连的,产生的情志疾病也需要情绪治疗。

传说唐太宗李世民得了重病，百医无效。孙思邈对文臣武将等百官说："这个病是可以治的，但是待会儿我说方法时你们不能当真。如果把这个方法当真了以后，皇上这病就无法医治了。"百官一听能把病治好，都纷纷表示不会当真。然后孙思邈就对李世民说："治好您的病很简单，只要你把皇位让给我，把后宫的嫔妃让给我就行。"李世民一听勃然大怒，旁边的那些文臣武将也群起而攻之，这个环境更是助长了李世民的愤怒情绪，猛地就吐了一口黑血出来。结果李世民吐血以后，觉得气机一下子就顺了，病也就好啦。"魂魄智思虑"和"喜怒忧思悲惊恐"都是五藏的思维活动。

在情绪的治疗中遵从"补虚泻实"原则，利用五行"生克乘侮"来治疗。如《灵枢·本神》讲的"脾气虚则四肢不用，五脏不安，实则腹胀，经溲不利。"就是肝不藏魂而无法疏泄造成的脾虚证，当实脾以防肝侮。

五藏情志归纳总结就是：第一、每个脏腑功能都会影响到相应的情绪和情志表现。第二、所有的情绪、情志反应都是依附于脏器功能的平衡而存在。第三、病极至肾的"肾本无实"。

2. 亲子关系

亲子关系中的沟通障碍是由角色错位使然。良好的亲子关系是家庭幸福和安全的基础。亲子关系中最紧张的时间段是青春期，往往是以父母的目标优先，孩子不明白好好学习的价值，考大学对人生的影响等。沟通的关键是角色转换和统一目标。否则容易形成亲子关系沟通障碍。

有位母亲觉得孩子极其聪明，但孩子就是不想上学。孩子想造飞机，但又不想考与造飞机相关的大学，比如北京航空航天大学等。孩子完全的我行我素令父母非常的焦虑，再加成绩不太好，跟同学的关系也不理想。通过我们重塑亲子关系、激发内驱力和统一亲子目标以后，学习效果非常不错。

亲子关系中沟通容易出现障碍还在于信息不对称。孩子和父母亲拥有的信息量是极度不对称的。父母拥有几十年人情世故的社会经验，往往是理智大于冲动。孩子在青春期时身强体壮，但孩子缺乏的社会经验和人生履历是无法提前到位的。身体的成熟和心智的不成熟往往导致青春期焦虑。站在父母的角度要去理解和体感孩子的焦虑，很多紧张的亲子关系也就容易解决了。

一位社会心理学家到广场去问孩子："你看到了什么？"几乎所有的孩子都说看到了大人的腿。当孩子不能站在父母的视角看问题时，不妨挪移父母到孩子的视角看问题。孩子在不同阶段的心理诉求，并没有引起父母亲的重视。父母容易认为孩子是自己生的，"是我的"，这一思想会剥夺孩子的社会属性，让他回归于生物属性。很多劳而有怨的语言表现会毁了所有的功劳,甚至引来孩子怒斥:"你生了就该给……"谚语:"对于一个只有一把锤子的人来说,任何问题看起来都很像钉子。"

对立的亲子关系往往分为相对对立和绝对对立。相对对立就是站在孩子的视角去看问题。绝对对立就是无法调和的亲子关系。当亲子沟通无法向前的时候,很多父母拼命找助力往前走,这也是父母最容易进入的误区。在无法沟通的时候,父母可以考虑退一步,换个视角看待问题。不能轻言放弃和孩子的沟通与交流。总之,当父母和孩子形成统一目标以后,一切事情就会变得非常简单。

3.内省力

内省力是个体成熟和成长的必要条件(图5-38)。

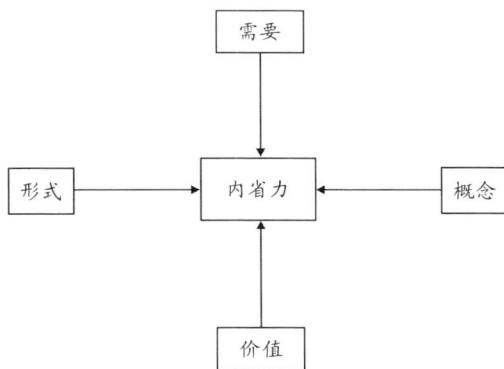

图 5-38　内省力关系示意

图注:个人价值需要高成就动机实现,群体性可以倍增个人价值,内驱力是行动得以实现的先决条件。强烈的行动目标可以整合相应资源,分解任务是成功实现目标的有效路径。每个人都要找到内心的价值需求,或许没有人一出生就知道它是什么。甚至很多时候对人生走向都是非常模糊的。内省力就不断驱动个体去匹配群体完成这一诉求,它是社会环境作用于个体的情感表达。完成内省力需要如下步骤:①认知个体的微不足道。②认知群体具有倍增个体能力的特点。③价值观需要不断地转换。④不断深层次挖掘认知需求。

内省力是个体与群体匹配的能力,包括价值观、环境和教育等前提条件。没有人可以在世界上独立存在,吃饭需要农民播种粮食,穿衣需要服装厂家生产……生活必需品不是原生的,这就衍生出个体的微不足道。只有把个体的微不足道放到群体中进行倍增,才会爆发出巨大的能量。"己所不欲,勿施于人;己所欲,勿强施于人"往往能较好地实现价值转换。

内省力是以量化的方式进行表现的。多长时间、多大资源干成什么事儿,这是高质量完成目标的底层思维。时间管理是量化首要因素,在单位时间内完成目标的价值转换。其次是整合资源的能力,包括人力资源、财力资源和气候资源等。最后是目标管理。当内省力具备高成就动机时,也就能成就高目标。

人物的特征要素包括意识境界、组织倍增意识、强烈的内驱力和适当的妥协能力等(见图5-39)。

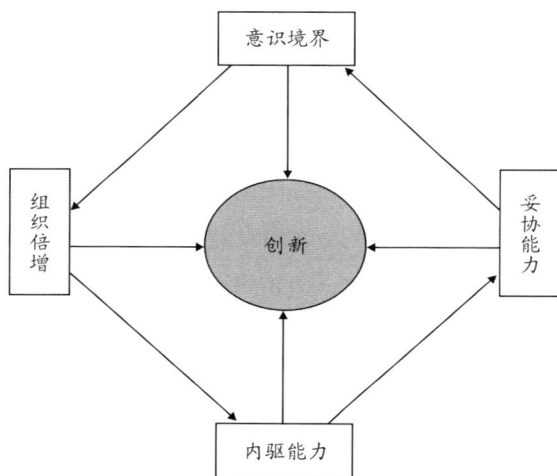

图 5-39 创新的关联属性示意

图注:人物特征要素中,第一是意识境界。人是环境的产物,意识境界也就来源于环境。第二是组织性。只有很高的意识境界,而没有组织性是很难成就高品质人生的。组织性决定了个体的团队归属,没有团队助力,个体是很难内省到自己短板的,组织可以倍增个人能力。第三是内驱力。内驱力是环境的产物,是个体的成长性需求。内驱力具有个体性,也具有组织性。第四是妥协能力。妥协的目的不是为了妥协而妥协,是为了组织的共同目标而妥协。也可以理解为个人需求妥协于组织需求。妥协能力首先是包容能力,包容不同的观点,不同的行为模式,不同的意识形态等。其次是为了更好的团队目标。最后是为了创造更优的社会价值,包括个人价值、社会价值等。

总之,内省力的外延包括个体和团队。内省力的内涵是个体匹配环境的能力,是一种自我反省、自我总结和自我提高的能力。

4.苦忧悲喜

《续高僧传·菩提达摩传》:"逢苦不忧,识达故也。"在当今社会容易见到精神障碍患者,在美国、日本有很多自杀倾向者,宁可死也不活的真实内心世界是常人很难想象的。精神活动是脑的功能表现(图5-40)。

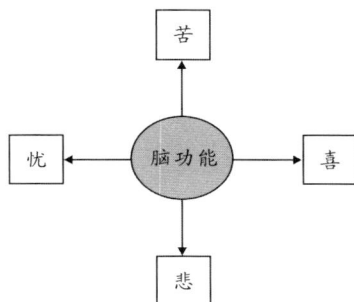

图 5-40　情绪与脑的示意

人生要什么和做什么是一个渐进的过程,其目标也是逐步清晰明了的,目标能不能完美地实现,过程一定是艰辛的。焦虑、抑郁的情感障碍就发生在面对无法解决困难的时候,而每一分钟的当下都很值就是幸福的源头。

无论自杀、精神错乱、焦虑或者抑郁,最早和最终出现的都是"失眠"症状。每晚的睡觉都可以理解为短暂的"死",只是在完成修复身体以后又"活"过来。对人进行睡眠剥夺可以出现幻觉等神经精神障碍。

人患重度失眠以后,会出现各种各样的不良情绪,如愤怒、打砸东西等;严重的甚至出现神经精神障碍(表5-10)。

表 5-10　神经精神症状关系示意

症状 ＼ 结构功能	神　经	精　神
失　眠	修　复	改　善
焦　虑	上丘脑/皮层	指向未来
抑　郁	对立环境	叠加无价值
幸　福	力有余	心满足

图注:神经是物质结构,精神是功能状态。神经决定精神状态,精神状态又反作用于神经。搞明白这层逻辑关系以后,再去研究精神卫生就变得简单了。临床症状遵从"什么样的结构决定什么样的功能"原则。所以,治疗要随时注意修复结构,以期完美的精神状态。

每个人结构特征都是有区别的。如果把结构无限微观下去,最终会发现看得见的宏观存在是由看不见的微观力量决定的,也就是"无决定有"的哲学概念。无论什么样的神经精神类症状或疾病,都需要修复结构,然后才能改善功能。"椎弓反牵"可以帮助很多重症失眠患者改善睡眠,就是因为它增加了大脑的血液灌注,改善了脑组织的供血循环。

焦虑在心理学上有一个指向未来的特征。在神经结构上,大脑皮层和上丘脑部位的结构紊乱容易让人产生焦虑。"焦虑是无能的表现"提示血管狭窄等因素影响了脑功能。

抑郁不但具有不能得偿所愿的"求不得"特征,也具有"泛化应该"特征,还具有"情感反噬"等特征(图 5-41)。

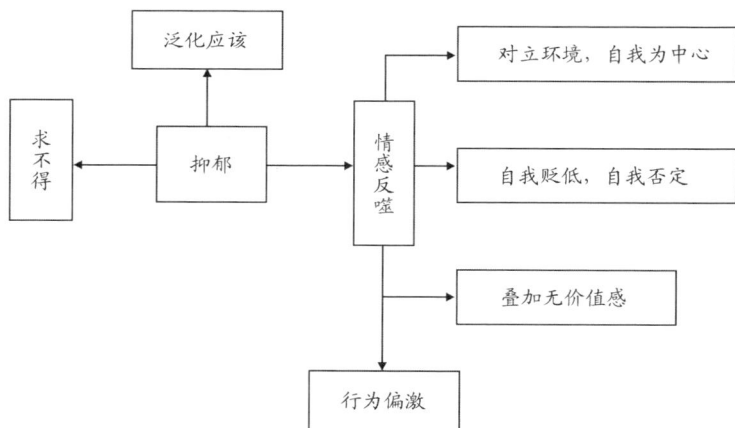

图 5-41　抑郁特征示意

情感反噬进一步发展就会叠加无价值感,不断地否定一切,最后产生偏激的行为模式。实现目标的快感有助于缓解焦虑抑郁症状。不断地叠加成功来找到价值和意义,以帮助神经结构不断修复与优化。

《回前诗》:"悲喜千般同幻渺,古今一梦尽荒唐"道尽了焦虑和幸福的矛盾和统一。幸福要素如图 5-42 所示。

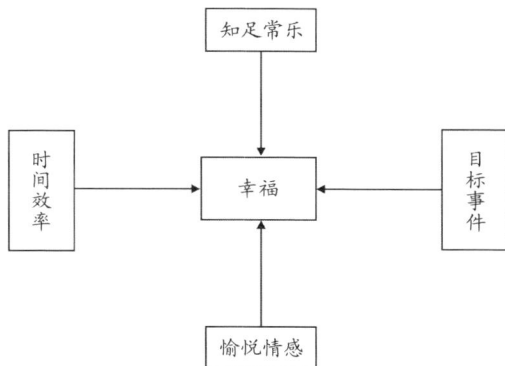

图 5-42　幸福要素示意

在当下的单位时间里完成自己的分内之事,获得属于自己愉悦的情感体验,就叫幸福。幸福有万千种存在形式,而健康是幸福的必要条件。必须把当下的所有结构,从大脑、心脏、肾脏、四肢百骸等保健到游刃有余,精神状态才会饱满。《道德经》第二十二章:"不自见,故明;不自是,故彰;不自伐,故有功;不自矜,故长。"

第二节　轩岐荣光,星辰闪耀

一、脉溯疾谱

1. 八纲脉理

入门学医时对脉诊很容易持怀疑态度,只有传承、体悟、再结合临床,才能基于脉学原理做到"知常达变",脉理如图 5-43、图 5-44 所示。

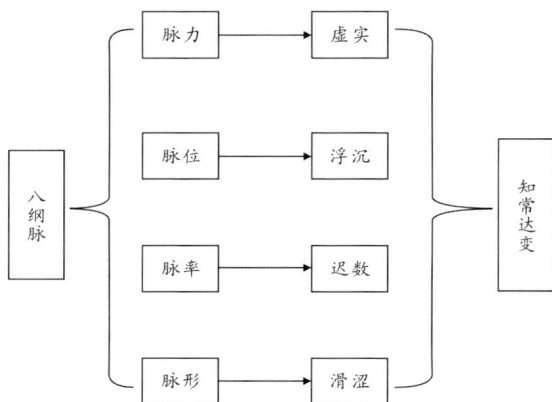

图 5-43　八纲脉示意

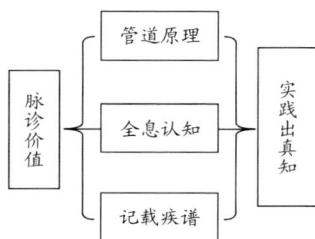

图 5-44　脉诊原理示意

脉诊理论中最常用的三部九候法如图 5-45 所示。

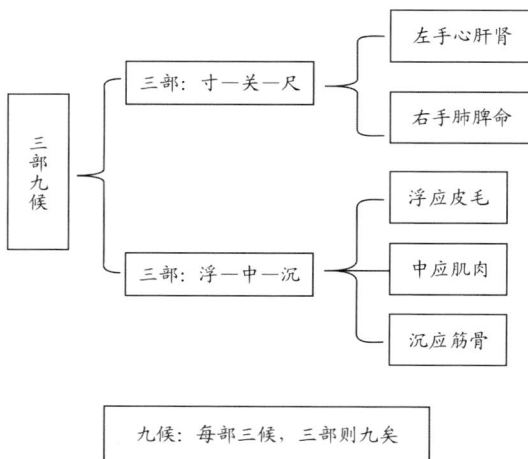

图 5-45　脉诊三部九候示意

八纲脉是"浮沉、迟数、滑涩、虚实"。部位是"左手心肝肾,右手肺脾命"。在脉诊过程中,特别强调"信息差",经脉可以记载身体诸多信息。

2. 逆生脉经

基于"逆生原理"理论认知的脉学技能,能够较大地提高治病效率。在"百病肝为先"的理论指导下,先诊左手肝脉,在此位置积累大量的脉诊信息以后,再去对应肝脏疾病谱带获得体感。换成右手关部积累获取大量的脉诊信息,再对比脾胃疾病谱带。一定要在关部所主的中焦脏器获得充分的疾谱感受以后,方可进入下一阶段的学习,否则欲速则不达,事倍功半。

同理,在"久病寻气血"理论指导下,先诊左手寸部所主的心脏获得脉诊,然后在右寸所主的肺脏获得信息。心肺功能的强弱决定有氧代谢率。大循环和心肺小循环都遵从管道原理。往前可以推演肠胃的功能状态,往后可以推演其他脏器的功能水平。

当在关部和寸部的练习达到一定水平后,就可以在"疑难窥通道"的指导下,去循证尺部脉诊疾谱的规律(如表 5-11)。肺主呼气肾主纳气,肺肾主宰着气机的升降出入。"肾为胃之关"是理解脾主运化、主升清的基础。脾主升清功能需要肾阳的温煦生发才能完成。这样的底层逻辑对总结临床疾病规律就会一清二楚。

表 5-11　脉形与五脏关系示意

五脏＼脉形	长	短	虚	实
肝				
脾				
心				
肺				
肾				

"逆生原理"非常方便理解脉诊的代谢原理。容易理解脾胃功能正常而肝脏淤堵所引发的临床症状。左手"心—肝—肾"完成循环代谢功能,右手"肺—脾—命"完成物质转化功能。

理解脉诊的脉形、脉义和脉韵,是脉诊进阶的三步练习法(表 5-12)。

表 5-12　脉形脉解进阶示意

脉解＼脉	长	短	虚	实
脉形				
脉义				
脉韵				

心脏部位的长脉往往与冠心病相关,也与颈椎、甲亢相关联。肝脏部位的长脉与脂肪肝、肝囊肿、胆结石等相关。脾脏部位的长脉与胃炎、胃息肉、胰腺疾病相关。肺脏部位的长脉与慢性咽炎、鼻窦炎、颈椎病等相关联。肾脏部位的长脉与腰痛、肾结石、肾囊肿、肾上腺瘤等相关。

心脏部位的短脉与甲状腺功能低下相关,还与脑梗、颈椎病等相关。肝脏部位的短脉与胆道淤堵、肝癌后期有关,还与酒精中毒、药物中毒等相关。脾脏部位的短脉与消化功能不良、慢性胃炎、胰腺功能等相关。肺脏部位的短脉主脑梗、颈椎病、鼻炎等。肾脏的短脉常见腰椎疾病,比如骨质疏松、创伤、肾囊肿等。

心脏部位的虚脉见于冠心病后期、甲状腺功能低下等。肝脏部位见到虚脉和短脉是不同的:短是脉形,虚是脉力。脾脏部位的虚脉指胃肠蠕动功能降低,如肠炎、肠梗阻、腹胀等。肺脏部位的虚脉就比较特殊了,很容易见于肺结节、肺癌术后等。肾脏部位见到虚脉,提示肾上腺功能低下、性功能低下、女性盆腔积液、子宫肌瘤等。

心脏部位的实脉和长脉是有区别的:实脉有硬感,常见于咽喉疾病、冠心病、颈椎病、耳鸣等。肝脏部位的实脉,如肝囊肿、肝血管瘤、过度饮酒等。脾脏部位的实脉,见于慢性肠功能紊乱、糖尿病等。肺脏部位的实脉可见痰多、肺气肿,急性支气管炎等。肾脏部位见到实脉,提示肾结石、肾囊肿、前列腺疾病等。

3.逆生奥义

中医虽然强调整体观念,但同时也将人体分为 5 个子系统,如木系、金系、水系、火系、土系,并且更强调五系之间"生承制化"的逻辑联系。无论时空如何变化,疾病谱带的底层逻辑是不变的。代谢是绝对的,而代谢率则是相对的,代谢可以视为疾病的源代码。密码子转录成氨基酸,进而合成各种蛋白质,如抗体、酶、胶原蛋白等。抗体决定免疫力,酶系决定修复力(辅酶需要金属离子和维生素)。补充优质蛋白分解氨基酸,补充矿物质和维生素参与辅酶合成,对组织器官的修复、稳定细胞结构是非常重要的举措。

DNA 的基因片段决定了不同的 mRNA 信息转录,转录异常是疾病发生的第一步。如何使 mRNA 携带有利的密码子,是生命科学积极研究的问题。曾用当归、川芎、白芍、熟地、麻黄、桂枝、细辛、甘草八味药物,治愈 20 多年的顽固性头痛病,换个角度说明就是中药含有的黄酮和生物碱等物质,进入细胞内改变了 mRNA 的表达。

有人认为中医不科学,难以标准化,甚至将其视为玄学或巫术是有局限性的。随着生命科学的深入研究,人们逐渐认识到中医是高智慧的结晶。曾治疗宁夏王某患多年顽固性失眠症,服用多种镇静安眠药罔效,但服用正元丹两周后,失眠问题得到彻底解决。

李东垣在《脾胃论》中强调治病先调脾,朱丹溪强调滋阴,刘完素强调清热败毒,这些诊治疾病的思路,都是对代谢障碍的不同认知。许多免疫性疾病如红斑狼疮、类风湿关节炎、顽固性湿疹、银屑病等都需要较长的治疗周期。甲状腺瘤、肝肾囊肿、各种结节和肿瘤等都是基于代谢障碍的结果。

独立的结构形成功能的耦合是临床的循证思维基础。比如甲状腺是独立的结构,但甲状腺素不仅影响肾功能,也影响脑功能和胃肠道功能等。

二、潜龙飞升

1."烟斗"学府

《道德经》和《淮南子》都是经典的传世之作,强调用阴阳的辩证关系来看待问题。首先,阴阳作为符号,可以指代任何事物,但因其具有指代意义,所以又不局限于任何具体事物,这是阴阳的实质内涵。其次,阴阳是共生平衡的整体。中医用"阴阳以生,气血以成,精神以长"来阐述"生、长、壮、老、已"过程。

寒证包括表寒、里寒、虚寒、实寒等多种类型,与热证合病时,可形成上寒下热、上热下寒、里寒外热、外寒里热等不同的病机。寒证的诊断,特别强调部位和程度。临床上部位相对容易掌握,而程度则较难洞悉。例如,寒在皮肤表现为太阳经证,寒在筋骨为少阴证。寒在肌肉、关节以及心、肝、脾、肺、肾等属于部位,而程度则体现在患者能否自行忍受,是否需要药物控制,是每日用药还是加倍用药才能控制症状,这就是程度。热证同理。

中医对虚证通常采用"虚则补之"的补法。补法不但有"阴、阳、气、血",还有宁心安神、填精补髓等。对于高龄患者,也要注意存在实证的情况,在用人参补气,用当归补血,用百合、石斛补阴,用巴戟天、淫羊藿补阳的基础上,还需加入理气活血药、涤痰开窍药、解表通里药等。

用"人参汤"治疗诸虚证时,有时也可以加上"幽秘丹"寓泻于补("人参汤"组成:黄芪、人参、当归、熟地、酸枣仁、枸杞、龙骨、牡蛎、甘草。功效:振奋精气神,康复诸虚证。"幽秘丹"组成:酒大黄、水蛭、山楂、郁金、石菖蒲、甘草),最快地把患者从病理状态恢复到生理状态。

中医临床的首要原则是"得胃气则生"。其次是"阴平阳秘,精神乃至"。最后是"病极至肾"。

针对"得胃气则生"的常用方法有海参、小米、香油粥和太桑膏。太桑膏针对肿瘤患者的肠道营养障碍有较好作用。

"阴平阳秘"会随着年龄的增长而逐渐失去平衡。在水、津、精的认知基础上,津可以理解为体液,包括淋巴循环和组织间液等。血可以理解为气血。神是神识或者精神(图 5-46)。

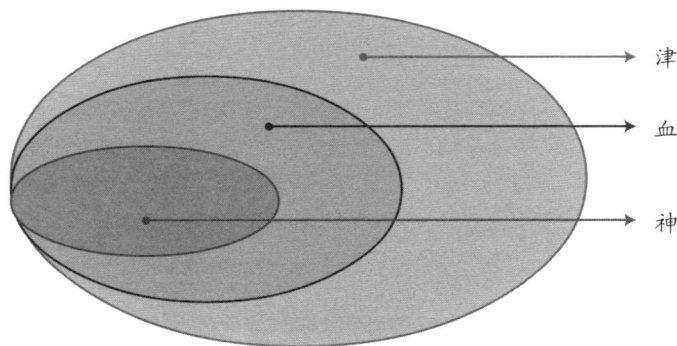

图 5-46　津血神关系示意

人体的五脏六腑具有强大的适应能力,当外界创伤速度超过恢复速度时,才会造成不可逆转的损失。胎儿在规避胎毒创伤中,首先要关注羊水健康。羊水大部分是胎尿形成,很大程度反映胎儿的代谢水平。其次是母体血氧饱和度,这决定着胎儿的有效代谢率。最后是饮食结构和情绪管理。

"肾为胃之关"是"病极至肾"前的重要屏障。当肾气低下时,胃功能就会受到影响。反之,胃功能不良时,肾气也会受到影响。肾阴肾阳是肾精的表现形式,而肾精是肾气的物质基础,肾气是肾精的功能表现如图 5-47 所示。临床常用左归丸、左归饮补肾阴,右归丸、右归饮补肾阳。《伤寒论》中的承气汤"以通为用"来调和胃肠道功能。疾病发展到"病极至肾"时,意味着疾病创伤累及到了肾精,肾精结构受损后,就会引起肾气功能的改变。

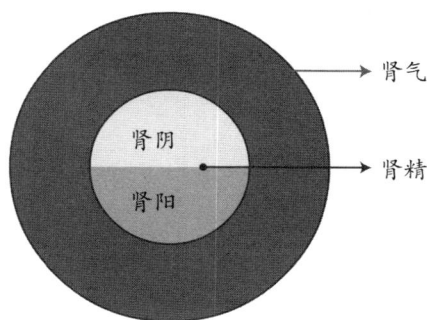

图 5-47 肾脏阴阳精气关系示意

临床上最常见的肾病症候群是"肾无实证",中医对虚实的区别,从对应上看,虚对应正气,实对应邪气。在创伤累积的过程中,可能损及肾阴,也可能伤及肾阳,或者两者同时受损。因此常用"益阴扶阳"法来治疗肾性疾病等,如枸杞配伍肉苁蓉,或黄精配伍巴戟天等即体现了这一思想。填精补髓则可以使用鳖甲、龟板等血肉之品。

在临床上还须注意"轻重缓急"的灵活选择,既要治病,更要救命。遵从"救命为先、其次治病"的原则。救命与治病具有一定的转换,类似于"寒热虚实"的转换。《伤寒论》的泻心汤证和小青龙汤证的加减,都体现着"热者寒之"的治则与"上热下寒"的治法相结合的思想。

临床的虚证中,往往夹杂着瘀证,类似于"气虚血瘀"的病机。至于虚在哪个脏腑需要精准定位,瘀在什么部位也要精准定位。往往是肺、脾、肾的虚证,加上心和脑的瘀证,从而构成虚实夹杂的症候群。曾治一患者,诉其服用多种药物均无效,几乎陷入绝望。诊其"瘀"的程度远大于"虚"的程度,使用琉璃饮加二陈汤取得效果,患者一周后康复。

临床上一定要切中当下病机。一般而言,"虚证"指脏腑功能下降,在下降的过程中,还伴随着气滞、痰凝和血瘀等"实证"症候,这些症候反映着身体的内环境状态。"实证"通常指外感邪气,如感冒引起肺炎对肺构成创伤等。免疫修复是一个动态过程,随着年龄、时间和环境的变化,会对脏腑功能产生影响。临床上"虚""实"难以分离,两者既是共生体,又是平衡体。在平衡体系中,有多少"虚",往往就有多少"实"。如贫血越严重,身体越虚弱,内脏功能越差,血瘀也就越多。如使用当归、黄芪、人参、水蛭、生地等药物去解决患者心脏装支架后仍感不适等问题。因此,"补血活血"法在临床上被广泛应用。

人体内的脏腑、奇经八脉与阴阳、气血、寒热、虚实等是彼此对应的。如辨证中的"阴"部分,可以出现阴虚和阴盛两种情况。阴虚时,患者可能会感到手足心潮热等症状,如果出现心阴虚的症状,可用生脉饮治疗。阴盛时,手足心则会感到寒冷等症状,可用桂枝甘草汤治疗。同样的道理,阳虚和阳盛在头颈肩、腰椎、下肢以及心、肝、脾、肺、肾等脏腑也可表现出对应的症状。不应忽视经络与气血、阴阳、寒热、虚实的精准诊断,这在解决疑难杂症方面颇具价值。

1987年接诊一例患者,除了能正常进食和大小便外,其他功能几乎丧失。终日卧床不起,无法从事家务活动,甚至连说话都十分费力。最终,患者经过温阳祛寒,活血通络等治疗获得痊愈。

一例陈某患者,诊后问其孩子是否好发湿疹,特别是孩子在新生儿时期。患者说:"不仅仅是新生儿时期湿疹严重,现在8岁多了,仍然非常严重。"这就是把气血阴阳、寒热虚实放在患者的五脏当中推理得出的结论。

精神可以像阴阳一样归类到特定的脏腑中。如心脏的精神不佳、肾脏的精神不佳、耳朵的精神不佳等。从整体的精神状态出发,可以逐步演绎出心的精神、肺的精神、脾的精神、关节的精神、肌肉的精神和经络的精神等。这种精神状态的细分,在临床中可以获得更好的疗效。这样不仅考虑整体的精神状态,还关注心脏和肾脏是否和谐,肝脏和肺脏是否和谐,即中医所说的五脏是否和谐。

每个脏器都有其独特的精神状态,如"胃不和则卧不安"。人体出现息肉、肿瘤和癌症等,可以理解为相应细胞的精神异常。将这种逻辑思维应用于器官就可以获得新的启示。通过这种认知,就可以理解为什么患者会出现肠癌而非鼻咽癌,为什么得肺癌而非心脏病,为什么中风而非尿结石等。也包括不同的情绪对同一器官的伤害程度不同的情志理论。

针对不同部位的痰证治疗,用药也有所不同。痰在骨骼用白芥子,痰在肺用葶苈子,痰在肠胃用莱菔子。这些用药的选择基于药物的归经理论。同理,寒、热、湿、瘀等病理因素也遵循相同的逻辑思维。

2013年,患者曹某脉象洪实有力,但自述身体如置冰窟,即便在夏天也需厚裹围巾。了解患者职业为锅炉工,经常在高温工作后休息时凉水浴,继而继续劳作。诊断为外寒里热兼血瘀,采用解表安里法、益阴活血法和涤痰开窍法等综合治疗,患者经过调治半年痊愈。

2. 治则治法

（1）解表安里

解表首先需要明确寒证还是热证的病性问题。其次需要追溯病因治疗或彻底根除痼疾以恢复健康。

在临床实践中，很难去想有些病为什么治不好？常见的误治和失治有哪些？中医最常见的有"汗、吐、下、和、温、清、消、补"八种治法。可是在临床的运用当中，往往是多种方法合并使用。比如下法和汗法一起使用的大黄附子细辛汤等。失治是诊断准确，治法出现偏差而没有解决问题。如该下不下，该温不温，该补不补，该泻不泻等。针对表证的汗法对于老年人、小孩子、月经期、哺乳期的发汗用药选择是不同的。春季、夏天、秋天和冬天发汗是因时而用药不同，以及东西南北不同地域的因地用药不同，均需要随机应变。误治是诊断可能正确，而方法不对，或是在诊断错误的基础上再加上治法错误。失治和误治属于医源性创伤。不要以为只有手术才能构成医源性创伤，中医常讲："人参杀人无过，大黄救命无功。"

"否定质疑学习法"就是否定原有诊断，再提出其他的可能性诊断。如果现有的治疗方案效果不满意，那么可能性方案是什么，提高临床效果的方法在哪里？这种临床"涂鸦式"方法是医生一辈子的功课，持之以恒地锻炼临床思维，就会快速提高诊断准确率和临床效果。一例顽固性胸痛，到医院查不出任何指标异常，医院曾怀疑带状疱疹而使用止痛剂和抗病毒疗法但无效果。检查后诊断为颈椎压迫神经引起胸痛，治疗颈椎病后而康复。

学习解表需要遵从《伤寒论》《温热论》《温病条辨》的理论。《温热论》在治疗传染性疾病的思路可以和六经传变思路相结合。在病机辨证上可以将《温病条辨》和《伤寒论》结合在一起研究。比如三阳经证都是伤津病机，和治疗温病强调的"留一分津液，便有一分生机"不谋而合。麻黄汤误汗和桂枝汤误治的变证都是伤津所致。三阳证主要针对邪气配方，而三阴经证则是属于邪气损伤脏器功能所致，主要针对恢复脏器功能遣药组方，同时也体现了邪正消长的规律。这与《温热论》卫气营血的由表到里和《温病条辨》三焦论治的从上到下，如出一辙。《伤寒论》《温热论》《温病条辨》只是病性的寒热不同而已。而《伤寒论》除了病性由寒转热外，还有病势由实转虚、病位由表转里等特征，这个规律放在任何时候都适用。

学习《伤寒论》既要从大方向看《伤寒论》在做什么，怎么做的，有什么结果；还要从症状和病机等着眼，如小青龙汤证的随症加减，误汗、误下后的改弦易张处理细则等。在病机清楚的前提下,还得积极寻找病因处理。以《温病条辨》为例诠释病因如表 5-13 所示。

表 5-13　温病卫气营血与三焦关系示意

三焦	卫分	气分	营分	血分
上焦				
中焦				
下焦				

温病以辛凉解表、甘润护胃为核心准则。如果肠胃功能出现障碍,就会用利湿健脾、芳香和胃的治法。这些思路和《伤寒论》的阳明腑证方案如出一辙。虽然温病的病因是风热,但变证却不少,比如清营汤证、安宫牛黄丸证等。总之,"得胃气则生"是解表的先决条件。

"肺主治节"是肺胃肃降的生理特征,一旦"失治节"则气逆、咳喘等变证生焉。任何脏器功能失常都可能引发感冒症状,"五脏六腑皆令人咳"就属于五藏表证的范畴,《素问·至真要大论》:"诸风掉眩,皆属于肝;诸寒收引,皆属于肾;诸气愤郁,皆属于肺;诸湿肿满,皆属于脾;诸痛痒疮,皆属于心。"身体受到创伤以后很容易出现表证,俗称"十伤九寒"。如取结石、装支架等术后出现的感冒症状就属此类。

处方用药不但要考虑药物本身的四气五味,还需要和佐助、佐制等因素综合考虑。君药既可以针对主病证,也可以针对主病机。君药既可以是一味药或几味药,也可以是一个成方,君药甚至还可以是治则治法等。

安里之前需要解表,即"表不和则里难安"。安里细则分为以下方面:首先是通调肠道,其次是调和气血,最后是平衡五脏。通调肠道包括消食化积、治疗过敏性疾病、治疗失眠、治疗皮肤顽疾等。不能把通调肠道理解为单纯的泻下通便、每日通便。如《金匮要略》中"大黄附子汤证"的通调奥义:"胁下偏痛,发热,其脉紧弦,此寒也,以温药下之,宜大黄附子汤:大黄三两,附子三枚(炮),细辛二两。"首先,主病机是寒实内结;其次,用量足够;最后,是医嘱。这与《伤寒论》中麻黄附子细辛汤证解表形成鲜明对比:"少阴病,始得之,反发热,脉沉者,麻黄细辛附子汤主之:麻黄二两(去节),细辛二两,附子一枚(炮,去皮,破八片)。"一里一表,孰不可知乎?

曾治疗一例 90 岁高龄的糖尿病足患者,病机属于气滞血瘀兼内蕴湿热,处方人参、麦冬、五味子、酒大黄、生地、水蛭、姜半夏、薤白、苦参、醋鳖甲、郁金、炒黄连、广藿香、砂仁、甘草，3帖即缓解其足，遵"效不更方"再进7帖善后。

（2）益气活血

益气活血的"益气"完全可以具象化。此处的"活血"和活血化瘀治疗方法有本质的区别。益气活血可以分为天人相应、五藏平衡、营养元素、骨骼元素和代谢元素五个大类。天人相应决定了不同的地域疾病谱带，因此也就需要因地而治。五藏平衡是指全身器官，如果肝功能下降，就会出现肝不藏魂性失眠等。其他以此类推。血液来源于母体，承传着父亲的遗传信息，具有无限上承下传性。血液需要骨髓和胸腺来赋能。血液不仅含有营养成分，还含有各种各样的代谢废物。

气血在不同脏腑出现问题，就会诱发相应的疾病谱带。在心脏是心梗等，在大脑是中风等，在肝脏是胆结石、脂肪肝和肝囊肿等，在肾脏是肾结石、肾囊肿和尿毒症等，在肺脏就是肺结节、肺大疱和肺癌等，在皮肤就产生系列皮肤病等，在甲状腺就是甲状腺结节、甲状腺癌等。

气血论治就是在气虚血少、气滞血瘀两个方向，气虚气滞、气虚血瘀、血少气滞和血少血瘀四个病机。用人参治疗气虚力量不足时可以加黄芪、山药等补气药，配合药物的归经来定位脏腑。在气虚气滞到血虚血瘀的演变过程中，融入水、津和精的概念就会衍生出湿浊、痰凝和痰核的病机。根据相关病机，遣药组方就用芳香化湿的藿香、佩兰之类。痰凝用燥湿理气的陈皮、橘络之类。痰核用软坚散结的浙贝母、天南星等。如果血瘀明显可以选用水蛭、山楂降脂化瘀。总之，精准诊断是治疗的前提条件。

① 心悸

心悸的临床病因很多，最常见的是冠脉堵塞。神经内分泌因素引起的心悸呈现高发趋势，如脑源性心悸，甲状腺功能亢进（或低下）性心悸，情绪压力性心悸等都极为常见。临床常用参麦通圣丸：人参、麦冬、防风、水蛭、姜半夏、陈皮、砂仁、黄连、甘草，也可选用速效救心丸、心可舒胶囊等中成药。

速效救心丸

【主治】气滞血瘀性心绞痛。

【用法】含服。一次4～6粒，一日3次；急性发作时，一次10～15粒。

【注意】孕妇禁用。气阴二虚、心肾阴虚之胸痹心痛者，有过敏史者及伴中重度心力衰竭的心肌缺血者慎用。

心可舒胶囊

【主治】气滞血瘀性胸闷、心悸、头晕、头痛、颈项强痛。

【用法】胶囊：一次 4 粒，一日 3 次。

片剂：一次 3 片（小片）或 2 片（大片），一日 3 次。

【注意】气虚血瘀、痰瘀互阻之胸痹、心悸者不宜单用。孕妇、出血性疾病患者及有出血倾向者慎用。

② 中风

中风治疗分为发作期和后遗症期两大阶段。在发作期以益气、止血、消肿为主。因为很多药物不易透过血脑屏障，所以中风的药物治疗往往赶不上针刺治疗。中药可以选取黄芪、人参、生地、熟地、血余炭、三七粉等。针刺穴位可依据《席弘赋》等名家经验选穴。如"手连肩脊痛难忍，合谷针时要太冲""人中治癫功最高、十三鬼穴不须饶""牙齿肿痛并咽痹、二间阳溪疾怎逃""转筋目眩针鱼腹、承山昆仑立便消""咽喉最急先百会、太冲照海及阴交"等。后遗症的治疗可以选用华佗再造丸、逐瘀通脉胶囊等中成药。

华佗再造丸

【主治】痰瘀阻络性半身不遂、拘挛麻木、口眼㖞斜、言语不清。

【用法】一次 4～8 克，一日 2～3 次；重症一次 8～16 克，或遵医嘱。

【注意】孕妇忌服。中风痰热壅盛证，表现为面红目赤、大便秘结者不宜用。平素大便干燥者慎用。

逐瘀通脉胶囊

【主治】血瘀性头晕、头痛、耳鸣。

【用法】一次 2 粒，一日 3 次。

【注意】脑出血患者禁用。孕妇，体虚、肝肾功能不全者忌用。

③ 肝囊肿

大多数肝囊肿属于浆液性囊肿，较易增大。临床辨证属于湿热血瘀型者居多，针对湿热可以选用龙胆泻肝丸、茵栀黄口服液和西黄丸之类中成药。血瘀有夹杂证候，不能一概而论。对于单纯血瘀性肝囊肿，考虑使用琉璃饮调治：酒大黄、生地、郁金、水蛭、鳖甲、夏枯草、甘草。

龙胆泻肝丸

【主治】肝胆湿热。

【用法】丸剂：水丸一次 3～6 克，大蜜丸一次 1～2 丸，一日 2 次。

颗粒剂：一次 4～8 克，温开水冲化，一日 2 次。

口服液：一次 10 毫升，一日 3 次。

【注意】孕妇、脾胃虚寒及体弱年老者慎用。

茵栀黄口服液

【主治】肝胆湿热性面目悉黄、胸胁胀痛、恶心呕吐、小便赤黄。

【用法】一次 10 毫升，一日 3 次。

【注意】阴黄者不宜使用。服药期间，忌饮酒，忌食辛辣、油腻食物。

西黄丸

【主治】热毒壅结性痈疽疔毒、瘰疬、癌肿。

【用法】一次 3 克，一日 1～2 次。

【注意】孕妇禁用。脾胃虚寒者慎用。

④ 肾病

"肾病无实证"是对其症状而言，"本瘀标虚"是其核心病机。古人对肾病的治疗往往局限在肾阳温煦生化乏力，不足以通利水道而成诸证。针对"本瘀"需要益气活血、涤痰泄浊等治疗，中药可以采用黄芪、人参、牡丹皮、赤芍、陈皮、半夏、茯苓等。针对"标虚"可以滋阴扶阳、填精补髓等，中药可以选用黄精、枸杞、淫羊藿、巴戟天、龟甲、猪苓、莱菔子等。中成药可以选用六味地黄丸、尿毒清颗粒、肾炎康复片等。

六味地黄丸

【主治】肾阴亏损性头晕耳鸣、腰膝酸软、潮热盗汗、遗精消渴。

【用法】丸剂：水蜜丸一次 6 克，小蜜丸一次 9 克，大蜜丸一次 1 丸，一日 2 次；浓缩丸一次 8 丸，一日 3 次。

【注意】体实、阳虚、感冒、脾虚、气滞、食少纳呆者慎用。

尿毒清颗粒

【主治】慢性肾功能衰竭。

【用法】温开水冲服，一日 4 次。每日于 6,12,18 时各服 1 袋；每日于 22 时服 2 袋。每日最大服用量为 8 袋；也可另定服药时间，但两次服药间隔不超过 8 小时。

【注意】肝肾阴虚者慎用。慢性肾功能衰竭、尿毒症晚期患者非本品所宜。避免与肠道吸附剂同时服用。

肾炎康复片

【主治】脾肾不足、水湿内停性神疲乏力、腰膝酸软、面目四肢浮肿、头晕耳鸣。

【用法】一次 8 片,一日 3 次。

【注意】孕妇及急性肾炎所致的水肿者慎用。服药期间,宜低盐饮食。

⑤肺结节

肺脏属于自我运动器官,不易出现栓塞性疾病,而肺栓塞、羊水栓塞和脂肪栓塞等几乎是其他脏器病变的并发症。"肺主气,司呼吸,主治节""肺朝百脉,通利水道,下输膀胱",所以有通利水道不利的痰证咳嗽性疾病谱带,本身易出现气虚喘促性疾病谱带等。气虚喘促性疾病如肺大疱、慢性阻塞性肺疾病等疾病,中药可以选用人参、党参、北沙参、款冬花、紫菀、百部、细辛等。中成药可以选用蛤蚧定喘胶囊、参蛤胶囊、洋参补肺丸等。

蛤蚧定喘胶囊

【主治】年老哮喘、气短烦热、胸满、自汗盗汗。

【用法】胶囊剂:一次 3 粒,一日 2 次。

丸剂:水蜜丸一次 5~6 克,小蜜丸一次 9 克,大蜜丸一次 1 丸,一日 2 次。

【注意】孕妇及咳嗽新发者慎用。本品含麻黄,故高血压、心脏病、青光眼患者慎用。

通利水道不利的痰证疾病,比如结节等,中药可以选用陈皮、半夏、天南星、浙贝母、紫苏、矮地茶等。中成药可以选用桂龙咳喘宁胶囊、蛇胆川贝胶囊等。

桂龙咳喘宁胶囊

【主治】外感风寒,痰湿内阻性咳嗽、气喘、痰涎壅盛。

【用法】一次 3 粒,一日 3 次。

【注意】孕妇、外感风热者慎用。

蛇胆川贝胶囊

【主治】肺热、咳嗽、痰多。

【用法】胶囊剂:一次 1~2 粒,一日 2~3 次。

【注意】孕妇、痰湿犯肺或久咳不止者慎用。

(3)宁心益志

宁心益志和宁心益智的一字之别,内涵却相去甚远。心智不成熟的人很少,情绪不稳定者却极多。中医强调"肾主藏志"就是需要对肾脏多所保护。现在的人耗损肾精严重,造成情绪容易失控。这里用"志"来涵盖神经系统性疾病和精神障碍性症状。《满江红》:"莫等闲,白了少年头,空悲切。"强调的就是心强"志"坚。肝主藏魂、肝主疏泄的功能失常,会影响心志的正常。用一贯煎加减治疗相关症状可以获得较好效果。

心志与体力强度、情绪稳定等因素息息相关。心志成熟常需要不断精进。第一,它受到环境的影响。"近朱者赤、近墨者黑""孟母三迁"等说的是环境对思想的影响。第二,每日"三省吾身"。就是时刻校正自己的心志方向,以免给自己带来损失。第三,"求不得"使人产生不愉悦的情感体验。第四,"独善其身"是基本的行为准则。"道法自然"可以指导心志的成长。《道德经》第一章:"故常无欲,以观其妙,常有欲,以观其徼。"第五,树立使命和价值观。"读古人书,求修身道""友天下士,谋救时方""修身齐家治国平天下"和张载的《横渠四句》:"为天地立心,为生民立命,为往圣继绝学,为万世开太平"等强调的都是不断锤炼心志来应对磨难。

① 失眠

睡眠质量会随着年龄的增长而下降,甚至出现顽固性失眠。老年人失眠的病机是气虚血少和气滞血瘀。治疗中既要益气补血,还得理气活血。人参方中既有人参、黄芪补气,又有当归、熟地补血,石菖蒲、茯神、酸枣仁宁心安神。活血药物可以选用丹参、桃仁、红花等。如果心脏瘀滞伴有失眠者,可换成瓜蒌散酌加益气补血药(如加生脉饮益气养阴,加四物汤补血,加酸枣仁汤安神,加镇肝汤镇静等随机加减)。若是严重颈椎病性失眠,则用天麻散加葛根、川芎、鸡血藤、骨碎补等。中成药可以选用枣仁安神胶囊配合鱼头豆腐汤等膳食调理。

枣仁安神胶囊

【主治】心气不足性失眠、健忘、心烦、头晕。

【用法】一次 5 粒,临睡前服用。

【注意】孕妇及胃酸过多者慎用。

失眠辨证包括肝胃不和型、肝郁肾虚型、心肾不交型、脾肾阳虚型、髓海空虚型等。肝胃不和型可选用逍遥丸、胃苏颗粒等中成药。

逍遥丸

【主治】肝郁脾虚性郁闷不适、胸胁胀痛、头晕目眩、月经不调。

【用法】水丸一次 6～9 克,大蜜丸一次 1 丸,一日 2 次。

【注意】咽干口燥、舌红少津者慎用。

胃苏颗粒

【主治】气滞性胃脘胀痛、窜及两肋、得嗳气或矢气则舒,情绪郁怒则加重,排便不畅。

【用法】一次 1 袋,一日 3 次,开水冲化。15 天为一个疗程,可服 1~3 个疗程或遵医嘱。

【注意】孕妇及脾胃阴虚、肝胃郁火、胃痛者慎用。

肝阴不足型可用一贯煎。肝郁肾虚型可用逍遥丸配合六味地黄丸。心肾不交型可用生脉饮配合六味地黄丸加酸枣仁、夜交藤等。脾肾阳虚型可用乌鸡白凤丸等。

乌鸡白凤丸

【主治】气血二虚性身体瘦弱、腰膝酸软、月经不调、崩漏带下。

【用法】水蜜丸一次 6 克,小蜜丸一次 9 克,大蜜丸一次 1 丸,一日 2 次。

【注意】月经不调或崩漏属血热实证者慎用。

② 焦虑

焦虑是人体正常的生理性应激反应症候群,是个体主动适应环境的客观产物。任何焦虑都具有时限性,它的本质是人体的安全需求。身体健康程度与抗焦虑能力成正比,焦虑症状往往在无力解决所面对的问题时出现。焦虑是一种情感状态,而不是情绪的表达。关注情绪不能有效地缓解焦虑,"心病还需心药医"。

消除焦虑需要建立咨询线,确立行动的方向和弱化思维的偏执性。当应激源构成趋避冲突时,焦虑就产生了。潜意识中利益最大化的本能选择不一定是最优选择。谚语"吃一堑,长一智"就是把表意识和潜意识进行有机结合的表现。"吃一堑"是表意识行为,有时最意愿的选择不一定是最佳选择。表意识关注的就是未来的趋向性价值最大化,属于趋向性满足。"长一智"是最有利的选择,不一定是最愿意接受的选择。目标是决定认知的最好方式,意识引导行为,行为决定结果。如果没有认知,就很难产生相应的目标,更别提目标的分解和达成。当目标场景不断重现,就会让感知越来越强,焦虑的程度越来越弱。

焦虑的处理策略是对情感做沟通、对能力作规划、对物项作替代和归零以求自在。当所有方法都不能解决焦虑情感的时候,可以考虑把焦虑交给时间或将焦虑进行转嫁,亦可以选择解郁安神颗粒辅助调节焦虑症状。

解郁安神颗粒

【主治】肝郁气滞性失眠、心烦、焦虑、健忘。

【用法】一次 1 袋,一日 2 次。

【注意】睡前不宜饮用咖啡、浓茶等兴奋性饮品,须保持心情舒畅。

(4)填精益髓

《灵枢·本神》:"德流气薄而生者也,故生之来谓之精。"来回答和理解精的概念就比较容易。填精益髓需要相应的龟甲、蛤蚧、肉苁蓉、女贞子、枸杞等。只要能保养遗传信息的物质,都具有填精益髓的作用。不同脏器的保养对选择中药材是不同的。如脑梗死选择全蝎、地龙、僵蚕、水蛭、丹参、川芎、天麻等。心肌梗死选择含蟾酥、三七、麝香的速效救心丸,含全瓜蒌、薤白、黄连、制半夏的瓜蒌薤白汤等。肾功能障碍的用药遵从"久病必瘀""久病必虚""病极至肾"而选择桑葚、巴戟天、女贞子和鹿衔草等。

人参汤

黄芪、人参、当归、熟地、枸杞、杜仲、石菖蒲、酸枣仁、茯神、山药、甘草。

培元饮

人参、山药、当归、川芎、枸杞、龟甲、黄精、肉苁蓉、神曲、乌梅。

开郁散

黄芪、人参、当归、熟大黄、水蛭、郁金、生地、红花、山楂、甘草。

3.遣方用药

(1)四气五味,君臣佐使

① 四气五味

四气是指药物的"寒热温凉"偏性,五味是指药物的"酸苦甘辛咸"。也有药物往往同时具有几种味道,如五味子等。

解表药物一般都具有发汗、升散的效果,而泻下药则具有下行荡涤通腑的功能,一上一下形成对立表现。黄连具有寒性和干姜具有热性,也是寒热对立的表达。清热药和温里药也具有对立属性。

中药煎煮之前一般需要浸泡 $30 \sim 60$ 分钟,水量以高出药面 5 厘米为度。根、茎、果实、种子类药物需要浸泡 45 分钟,花、叶需要浸泡 30 分钟。煎煮用水以水质洁净、新鲜为佳,不宜使用反复煮沸之水煎煮中药。煎煮火候有文火、武火之分。文火,是指保持水液缓慢蒸发的火力;而武火是指使水温快速上升的火力。一般药材煎煮都是先武火后文火,即武火煮沸后改用文火慢煮;第一煎于煮沸后煮 30 分钟,第二煎于煮沸后煮 20 分钟。

解表药用武火煮沸后再用文火煎煮即可,第一煎于煮沸后煮 20 分钟,第二煎于煮沸后煮 10 分钟。有效成分不易析出的矿物类、骨角类、贝壳类、甲壳类都需要武火煮沸后以文火久煎,一般需要先煎 45 分钟。一般中药煎煮次数为

2 次,第二煎加水量为第一煎的三分之二,两次煎液混合后分两次服用。质地厚重、滋补的补益药等也可煎煮 3 次或更多次。有效成分难溶于水的金石、矿物、介壳类药物,如磁石、生石膏、龙骨、鳖甲等,应打碎先煎煮 45 分钟,再投入其他药物同煎,以使有效成分充分析出。毒副作用较强的药物,如附子、乌头等,宜先煮 60 分钟以上,以降低毒性。含泥沙多的药物应先煎过滤,取药汁代水煎煮他药,如灶心土等。气味芳香的药物,须在其他药物煎沸 25 分钟后放入,如薄荷、青蒿、荆芥、木香、砂仁等。此外,有些药物虽不属于芳香药,但久煎也会破坏其有效成分,如钩藤、大黄、番泻叶等也要等其他药煮 30 分钟后再投入。绒毛类、粉末类药物,为防止对咽喉、消化道产生不良刺激,应先用纱布包好,再加入同煎,如滑石粉、旋覆花等。为了保存贵重药的有效成分,尽量减少被同煎药物吸收,可将药切成小片,单味煎煮 45 分钟后,取汁单独服用或兑入汤药中同服,如人参、羚羊角等。胶质类或黏性大且易溶的药物,为防止同煎黏锅煮煳,或黏附于其他药物而影响药效,需单独加温烊化,用煎好的药液兑服,如阿胶、鹿角胶等。有效成分易溶于水或久煎易被破坏有效成分的药物,可以用少量开水或复方中其他药物滚烫的煎出液趁热浸泡,加盖保温半小时后服用,如藏红花、番泻叶、胖大海等。某些贵重药、细料药和量少的汁液性药物不需煎煮,用煎好的药液或开水冲服即可,如三七粉、牛黄、沉香、竹沥水等。

中药的服用方法也很重要。首先,是服用时间,比如餐前、餐后还是餐中服用。胃肠道功能偏弱者一般要餐后服用,补益剂一般要餐前服用,口感较差的药物则餐中服用。感冒药在餐中服用效果好,《伤寒论》中就有温覆取汗的服药原则。体质偏弱的要少喝一点,循序渐进。其次,药物还有喝热或者喝凉的讲究。再其次就是剂型的选择。剂型的选择需根据患者情况来决定,比如有出差需求的患者就带中成药,如冲剂或者胶囊等。有糖尿病患者给其蜜丸就不合适。最后,就是剂量的精准控制,比如小承气汤和三物厚朴汤的剂量选择就非常考究。

② 君臣佐使

方剂的组方原则就是君臣佐使。独参汤的人参既是君药,又是臣药,还是佐使药。处方中可以是一味药做君药,也可以是几味药,甚至一个处方做君药。

处方中的主药被称为君药物,针对主要病机和急重症状。君药定好以后并不一定就可以成为完整处方。君药有可能会产生副作用,并且在解决主病的同时还有可能产生药证不符的反应。如用半夏、天南星、礞石为君药去治疗痰证非常合适。但三味药煎服会引起肝功能受损或者胃肠道反应的副作用，这时需要"去性取用"，加入神曲进行佐制。半夏燥湿化痰，劫阴伤津，易引起口干、舌燥的反应，需要麦冬等滋阴生津药。天南星性温伤胃，需要加大枣、甘草益胃佐助。

臣药是针对次要疾病、次要病机、次要症状选用的药物，一方面辅助君药完成治疗任务，另一方面协助人体固护正气。佐药分为佐助、佐治和反佐。使药调和所有药物，起到协调作用，可以把君臣之间、君佐之间、臣佐之间、君臣佐之间进行很好的平衡，发挥各自的治疗疾病作用。

（2）解方释义，权宜机变

① 乾坤丹

乾坤丹含有酒大黄、土茯苓、夏枯草、浙贝母、玄参五味药。五味药物分管消化系统的五个方面。胆道用酒大黄，胰腺用土茯苓，肝脏用夏枯草，胃用玄参，肠道用浙贝母。

② 五福排毒饮

五福排毒饮由玄参、生地、熟地、天冬、麦冬五味养阴药组成。如对天冬过敏，则去天冬加石斛、桑葚、百合、玉竹之类，共同起到益阴排毒作用。阴足则精盛，精盛则气充。该处方仿增液承气汤的方义，肃降肺胃之气。

③ 软肝煎

软肝煎用牡蛎、鳖甲、重楼、郁金四味药治疗肝脏功能障碍。

④ 黄连益胃汤

黄连益胃汤含有黄连、砂仁、郁金、麦芽四味药，可改善胃脘痛、泛酸等胃炎症状。

⑤ 琉璃饮

琉璃饮含有大黄、生地、水蛭、藏红花、甘草五味药，是降血脂方。

⑥ 达元煎

达元煎含有酒大黄、生地、水蛭、薤白、苦参、制半夏、沉香七味药，可改善胸闷心慌症状。

⑦ 幽秘丹

幽秘丹含有酒大黄、水蛭、藏红花、郁金、石菖蒲、甘草六味药，可对便秘进行调治。

⑧ 达郁散

达郁散含有酒大黄、生地、水蛭、制半夏、薤白、苦参、醋鳖甲、郁金、甘草九味药,可改善高血脂症状。

⑨ 天麻散

天麻散含有天麻、全蝎、川芎、藏红花、夏枯草、珍珠母、人参、五味子、甘草九味药,可改善头晕头痛症状。

⑩ 再应散

再应散含有僵蚕、全蝎、白附子、天麻、天南星、防风、白芷七味药,可改善头痛头风症状。

三、返璞归真

1. 健康密钥

一旦掌握健康诀窍这把钥匙,就可以降低百分之八十的医疗成本。

(1)溯源生命逻辑是健康的底层思维

健康要素包括阳光、空气、水、食物、运动、优质睡眠和良好的社会关系。人要活得健康就需要更高的践行标准。受精卵细胞就是生命的源头,健康的第一步就是基因健康。将疾病谱带和受精卵的基因信息相结合的思维模式,叫疾病的源点思维。

人在生活中难免遭受环境的创伤,如微生物感染、物理辐射、化学中毒和蛇虫咬伤等。人的生命完整性要求个体具有极高的安全意识。人对于微生物来说就是"宿主",用"宿主"概念能把复杂的医学简化。把组织器官的疾病规律演化为疾病谱带,对诠释心梗、肺大疱、肝囊肿、胆结石、痛风等的形成就比较清晰明了。

古人特别强调食物的重要性,认为"民以食为天"。"肺主气,司呼吸,主治节"又特别在意"宗气"的价值。食物对修复和免疫的作用被中医称为"正气"。"邪之所凑,其气必虚""正气存内,邪不可干"都是经典的阐述。修复力和免疫力需要平衡,否则过度修复产生疤痕,过度免疫又产生自身伤害,如类风湿性关节炎、红斑狼疮等免疫性疾病。

(2)营养素与健康阀门

运用"营养素与健康阀门和疾病的逻辑关系"来诠释营养会变得相对简单。倾听身体信号,是维持身体健康的首要因素。不"饥"不"食"是比较容易维系健康要求的。

健康包括身体健康、心理健康、生殖健康等。人由呼吸系统、循环系统、泌尿系统、消化系统、神经系统、内分泌系统和皮肤防御系统等构成。系统里的任何器官受到创伤都会影响其系统功能。不同的器官组织对原材料的需求是不同的,这就是营养素与健康阀门的底层逻辑。不同细胞的修复力需要不同的营养素,优质的原材料可以加速修复进程。

(3)膳食、疾病和药物的逻辑关系

疾病是身体创伤超过自我修复程度的产物,疾病谱带就是疾病发生以及演变的规律,并不是单纯地落足在某一个疾病或者症状的治疗。身体的很多创伤都是自我修复的,而组织器官的修复需要与之匹配的原材料,这就是膳食和疾病的逻辑关系。当原材料不足以修复创伤的时候,就会留下创伤疤痕,俗称"痼疾"或者"老毛病"。

生病之后到医院是怎么看医生的? 医院是怎么治疗疾病的? 为什么有些疾病久治不愈? 自然界有结构与功能相统一的法则:"结构决定功能,功能反映结构状态"。疾病的本质就是结构和功能失去统一的结果。

患者与医院建立医患关系以后,医生问的是"哪不舒服"的结构性问话,患者回答的是"酸、麻、胀、痛、痒和功能障碍"的功能性回复(图 5-48)。

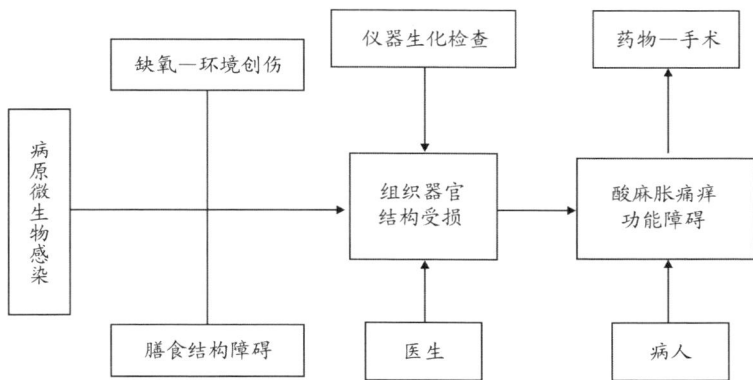

图 5-48　医患逻辑关系示意

单纯的医生诊断是经验性诊断,存在较大误差,所以还要借助反映结构变化的生化检查,探测结构变化的影像检查。医院所有检查都是探查结构的,比如用转氨酶来反映肝功能状态。如果转氨酶超过上限就表示有肝细胞坏死,从而渗漏到血液中而被检查到。

命名疾病的实质就是对身体的结构变化进行科学描述,一般是生理结构放在前面、发生的病理变化放在后面。比如对胃结构性改变的命名有浅表性胃炎、萎缩性胃炎、胃溃疡、胃息肉、胃癌等。

那么糖尿病，高血压，红斑狼疮是否有对应的描述身体结构的指标？答案是"没有"。所以它们不是病而是症状。症状是疾病的表现，有症状一定有疾病；疾病是症状的基础，一个人有病不一定表现出症状。患者到医院的目的是希望把病看好，也就是消除病因和恢复结构。如果医院在这两个方面没下功夫，疾病就不会发生变化。治疗用药就是希望消除病因、控制疾病发展和消除难受的感觉。疾病可以两步走，一方面借助医疗手段控制发展，另一方面是积极膳食恢复结构。

上皮细胞发育与维生素 A 息息相关。孩子易患发热、咳嗽、过敏、湿疹、食积、盗汗和睡卧不安等症状都与上皮细胞发育有关。孩子需要麦类食物来补充维生素 B_1，维生素 B_1 对神经系统和消化系统都特别重要。如果孩子缺乏维生素 B 族，就会出现晚上睡不好觉、盗汗和情绪暴躁等。

人体在学生时代需要充足的矿物质、维生素和优质蛋白。孩子青春期读书很辛苦，称之为压力。读书期间又不能安心吃饭，早上常常是洗漱完毕喝点儿水，背上书包啃着馒头就出发了。在这个时期的膳食结构往往不均衡，很容易出现胃肠道功能障碍和营养不良。

50 岁以后就要经常跑医院还健康账了。药物不但干扰体液的钠钾平衡，还会干扰细胞膜通道的电位阈值。从《饮膳正要》来讲，食物维持生理功能，而药物是控制疾病发展和缓解症状的。生理功能的丧失，就是疾病的源头。

（4）厨医承传

"山珍海味不如盐有味"说的是盐巴乃厨房之灵魂。"油多佐料齐，火大十八下"是大厨的口头禅。厨医就是驾驭膳食结构，把食材变药材。

美食取决于材料、工艺和火候。优质的食材至关重要，可以让后面的工艺和火候程序节约很多时间。否则就只能用工艺和火候来弥补材料的欠缺。同样的原材料会因佐料的调配工艺不同而产生显著的差别。比如吃海鲜要醋、芥末，吃鱼要姜、葱、酒、胡椒，做烤鹅、烤鸡、烤鱼就要特制的涮油。

在制作鱼头豆腐汤的过程中，要注意"一鳞二腮三内膜"的处理重点，否则就会腥味十足。如果没有其他工艺的话，就直接火烤去腥。工艺可以弥补材料的问题。用盐巴去腥就是利用盐巴有脱水的作用。任何菜肴用盐巴打底以后，还要满足香味和颜色的美感。

如果色香味俱有却难以下咽，就要回到火候上下功夫。火候一定要根据不同需求来调整。老人、年轻人、孕妇需要的火候是不同的。火候中还要考虑地域饮食习惯。东北人的火候就要偏东北菜的口感；如果是江南人就偏江南风味……工艺不是恒定不变的，不同的人操作差异会很大。

"空腹醋茶餐后奶"可有效调理肠胃功能。新生儿奶粉在人体组织、器官能达到完美吸收，对恢复身体机能和增强免疫力比较有效。是"百病肝为先"的基础保养措施。

"餐前果汁餐后茶"表示人体进食之前喝果汁可以吸附油脂降低吸收。餐后喝茶能降解进食后，浮在上面的油脂。

大蒜被称为"厨房的抗生素"。将大蒜捣烂后冲入开水，取上清液加糖，可以治疗肠炎腹痛、腹泻。

如果身体缺乏优质蛋白会出现高血压肾病、肝肾综合征和尿糖性肾病等。肾病不但欠缺优质蛋白，还需补充矿物质。检查报告中常出现钙、磷等无机离子失常；维生素对肾病酸质血症有纠正作用。

用中医理论的寒热温凉来指导选择食材与疾病契合很重要。针对寒证或虚寒性体质，就要选温性或者偏热的食材。如果是虚证就要选补的食材。如果是实证就要选偏泻的食材。

膳食营养的最高境界就是修复细胞。根据"健康阀门与营养素的趋向性"，针对不同细胞的需求，可以设计出不同的膳食方案。如脑细胞、骨骼细胞、肠细胞、皮肤细胞、眼底细胞等。

现代人的骨骼系统退化严重，常见有脊柱侧弯、椎间盘突出、半月板损伤等。膳食方案就是三珍汤：用排骨、脊椎骨等骨类，花生、黄豆等果实种子类，蘑菇、木耳、笋等山珍类合在一起煲汤饮用。

工艺细则强调"将就不如讲究"。细胞是吃营养而不是佐料的。厨房承传的不单是厨艺，还有健康的医学知识，这应是家庭厨师的基本功。

（5）家庭中成药

中成药不但简单方便，而且还安全高效。中成药是根据名医验方，或者有历史出处，历经时间检验和沉淀的，高效而安全的处方加工而成。中成药的剂型包括膏剂、散剂、丸剂、片剂、胶囊、口服液等，如生脉饮、丹参滴丸、速效救心丸、三黄片、藿香正气水等。应用中成药也要遵循中医的辨证论治原则。症状往往只是表象，而审证求因才能保证用药的效果。审证的"证"，包括病机和证据两个部分。有时候看不到确切的病因，就通过生理和病理的演化规律，推导出相应的病机。病机要点在于感染、功能弱化和丧失。在治疗疾病时要解表安里，才能形成五脏平与身体健康。

风寒感冒用九味羌活丸、荆防颗粒等,首剂往往需要加倍。

九味羌活丸

【主治】风寒夹湿性感冒,恶寒、无汗、发热、头重而痛、肢体酸痛。

【用法】水丸剂:一次 6～9 克,一日 2～3 次。

【注意】风热感冒或湿热证慎用。

风热感冒用羚羊感冒胶囊、咽扁颗粒、玄麦甘橘冲剂等。热毒最易伤津,以"留得一分津液,便有一分生机"为要务,高热惊厥都是由伤津引起的。

羚羊感冒胶囊

【主治】流行性风热感冒,发热、头痛或头晕、咳嗽、胸痛、咽喉肿痛。

【用法】胶囊剂:一次 2 粒,一日 2～3 次。

【注意】风寒感冒不宜用,宜清淡饮食。

小儿咽扁颗粒

【主治】小儿肺卫热盛性咽喉肿痛、咳嗽痰盛、口舌糜烂。

【用法】1～2 岁一次 4 克或 2 克(无蔗糖),一日 2 次;3～5 岁一次 4 克或 2 克(无蔗糖),一日 3 次;6～14 岁一次 8 克或 4 克(无蔗糖),一日 2～3 次。

【注意】虚火乳蛾、喉痹者慎用。

玄麦甘橘颗粒

【主治】虚火上浮性口鼻干燥,咽喉肿痛。

【用法】颗粒剂:开水冲服,一次 10 克,一日 3～4 次。

【注意】喉痹、乳蛾属风热者慎用。脾虚便溏者慎用。

在治疗风寒和风热感冒的时候不能掉以轻心,一旦误治就可能形成痼疾。女性在哺乳期受风寒易发生关节病变,包括类风湿关节炎、强直性脊柱炎等。中医将强直性脊柱炎诊断为骨痹,骨痹并发症称为痿症,在治疗骨痹的时候,可以考虑用柔筋壮骨的方法进行调治。

气虚感冒用玉屏风散,阳虚感冒用真武汤,血虚感冒用八珍颗粒或人参养荣丸等,阴虚感冒用加减葳蕤汤、石斛夜光丸等。

八珍颗粒

【主治】面色萎黄,食欲不振、四肢乏力,月经过多。

【用法】颗粒剂:一次 1 袋,一日 2 次。

【注意】感冒者忌用,体实有热者慎用。

人参养荣丸

【主治】气血两亏,病后虚弱,食少便溏。

【用法】水蜜丸一次 6 克,大蜜丸一次 1 丸,一日 1～2 次。

【注意】阴虚、热盛者慎用;孕妇慎用。

痼疾感冒分好几种情况。首先是原来感冒没有彻底治好,遗留成鼻炎、鼻窦炎或者慢性咳嗽之类。其次是好一段时间后再次发作的旧疾新发。最后是脏气衰损无力举托外邪而诱发心衰等内源性疾病发作。

安里先安肠胃。中成药有午时茶、香砂养胃颗粒、藿胆丸等。里证也有寒证和热证的用药区别。

午时茶

【主治】风寒兼食积性感冒,恶寒发热、头身疼痛、胸脘满闷、恶心呕吐、腹痛腹泻。

【用法】开水冲化,一次 6 克,一日 1～2 次。

【注意】孕妇及风热感冒者慎用。

香砂养胃颗粒

【主治】胃阳不足、湿阻气滞性胃脘痛、痞闷不舒、四肢倦怠。

【用法】颗粒剂:一次 5 克,一日 2 次。

【注意】胃阴不足或湿热性痞满、胃痛者忌用。

藿胆丸

【主治】湿浊内蕴、胆经郁火性鼻塞、流清涕或浊涕、前额头痛。

【用法】一次 3～6 克(1/2 瓶盖～1 瓶盖),一日 2 次。

【注意】对本品过敏者禁用。过敏体质者慎用。不宜在服药期间同时服用滋补性中药。

安里当中还有气滞、痰凝、血瘀、食积、虫证和内脏调理。

肺的症状比较简单,主要是咳嗽和喘促。病机主要集中在气机逆散下的痰瘀互结。常用降气、补气和理气等治法。

治肺先治痰。痰有热痰和寒痰的区别。热痰咳嗽选用蛇胆川贝片、蜜炼川贝枇杷膏、急支糖浆等。寒痰咳嗽容易致喘促,常选用桂龙咳喘宁胶囊等。有痰证就有虚证,针对年老体虚的喘促可以选用蛤蚧定喘胶囊等。

急支糖浆

【主治】外感风热性咳嗽、发热、恶寒、胸膈满闷、咳嗽咽痛。

【用法】一次 20～30 毫升,一日 3～4 次。

【注意】孕妇及寒证者慎用。因其含麻黄,故运动员、心脏病、高血压患者慎用。

蜜炼川贝枇杷膏

【主治】肺燥咳嗽,咽喉疼痛或声音嘶哑。

【用法】一次 15 毫升,一日 3 次。

【注意】外感风寒咳嗽者慎用。

桂龙咳喘宁胶囊

【主治】外感风寒,痰湿内阻性咳嗽、气喘、痰涎壅盛。

【用法】一次 3 粒,一日 3 次。

【注意】孕妇、外感风热者慎用。

蛤蚧定喘胶囊

【主治】年老哮喘、气短烦热、胸满、自汗盗汗。

【用法】胶囊剂:一次 3 粒,一日 2 次。

【注意】孕妇及咳嗽新发者慎用。本品含麻黄,故高血压、心脏病、青光眼患者慎用。

中医的脾主运化功能障碍的患者,可以用正天丸、六味地黄丸等。

正天丸

【主治】血虚失养、肝阳上亢性偏头痛、紧张性头痛、神经性头痛、颈源性头痛、经前头痛。

【用法】丸剂:一次 6 克,一日 2～3 次,15 天为一疗程。

【注意】婴幼儿、孕妇、哺乳期妇女、肾功能不全及对本品过敏者禁用。高血压、心脏病患者及过敏体质者慎用。不宜过量或长期服用。宜饭后服用。

六味地黄丸

【主治】肾阴亏损性头晕耳鸣,腰膝酸软,潮热盗汗,遗精消渴。

【用法】丸剂:水蜜丸一次 6 克,小蜜丸一次 9 克,大蜜丸一次 1 丸,一日 2 次;浓缩丸一次 8 丸,一日 3 次。

【注意】体实、阳虚、感冒、脾虚、气滞、食少纳呆者慎用。

肝脏一体两用。一是藏血舍魂、调节情志;二是疏泄胆汁、通调肠道。肝胃不和型胃炎可用逍遥丸、龙胆泻肝丸、茵栀黄口服液和胃苏颗粒等。

逍遥丸

【主治】肝郁脾虚性郁闷不适、胸胁胀痛、头晕目眩、月经不调。

【用法】水丸一次 6～9 克,大蜜丸一次 1 丸,一日 2 次。

【注意】咽干口燥、舌红少津者慎用。

龙胆泻肝丸

【主治】肝胆湿热。

【用法】丸剂：水丸一次 3～6 克，大蜜丸一次 1～2 丸，一日 2 次。

【注意】孕妇、脾胃虚寒及体弱年老者慎用。

茵栀黄口服液

【主治】肝胆湿热性面目悉黄、胸胁胀痛、恶心呕吐、小便赤黄。

【用法】一次 10 毫升，一日 3 次。

【注意】阴黄者不宜使用。服药期间，忌饮酒，忌辛辣油腻食物。

胃苏颗粒

【主治】气滞性胃脘胀痛、窜及两肋、得嗳气或矢气则舒、情绪郁怒则加重、排便不畅。

【用法】一次 1 袋，一日 3 次，开水冲化。15 天为一疗程，可服 1～3 疗程或遵医嘱。

【注意】孕妇及脾胃阴虚火旺、肝胃郁火、胃痛者慎用。

关幼波先生在治疗乙型肝炎中特别喜欢用乌鸡白凤丸和五味子、丹参、郁金、牡蛎、鳖甲、重楼等。

乌鸡白凤丸

【主治】气血两虚性身体瘦弱，腰膝酸软，月经不调，崩漏带下。

【用法】丸剂：水蜜丸一次 6 克，小蜜丸一次 9 克，大蜜丸一次 1 丸，一日 2 次。

【注意】月经不调或崩漏属血热实证者慎用。

胆结石需要使用排石颗粒、金钱草颗粒等进行"化移排冲"治疗。

排石颗粒

【主治】下焦湿热性腰腹疼痛、排尿不畅或伴有血尿。

【用法】一次 1 袋，一日 3 次。

【注意】孕妇禁用。久病伤正兼见肾阴不足或脾气亏虚等证者慎用。双肾结石或结石直径≥1.5cm，或结石嵌顿时间长的病例慎用，可根据需要配合其他治疗方法。宜多饮水、配合适量运动。

心脏常用稳心颗粒、丹参滴丸、速效救心丸等。

稳心颗粒

【主治】气阴两虚、心脉瘀阻性心悸不宁、气短乏力、胸闷胸痛。

【用法】一次1袋,一日3次。

【注意】孕妇慎用。用药时应将药液充分搅匀,勿将杯底药粉丢弃。

速效救心丸

【主治】气滞血瘀性心绞痛。

【用法】含服。一次4~6粒,一日3次;急性发作时,一次10~15粒。

【注意】孕妇禁用。气阴两虚、心肾阴虚之胸痹心痛者、有过敏史者及伴中重度心力衰竭的心肌缺血者慎用。

失眠患者常用枣仁安神胶囊和血府逐瘀汤等。

枣仁安神胶囊

【主治】心气不足性失眠、健忘、心烦、头晕。

【用法】一次5粒,临睡前服。

【注意】孕妇及胃酸过多者慎用。

肾脏常用肾炎康复片等。中医理论"肾主髓"和"病极至肾"等,阐述的是肾与脑息息相关。重度失眠、精神错乱、帕金森综合征、老年痴呆综合征等,常用脑立清胶囊。神经精神类疾病都需要解痉、熄风、涤痰治疗,常用逐瘀通脉胶囊等。

肾炎康复片

【主治】脾肾不足、水湿内停性神疲乏力、腰膝酸软、面目四肢浮肿、头晕耳鸣。

【用法】一次8片,一日3次。

【注意】孕妇及急性肾炎所致的水肿者慎用。服药期间,宜低盐饮食。

脑立清胶囊

【主治】肝阳上亢性头晕目眩、耳鸣口苦、心烦难寐。

【用法】一次3粒,一日2次。

【注意】孕妇及体弱虚寒者忌用。肾精亏虚所致头晕、耳鸣者,体弱、虚寒者慎用。

逐瘀通脉胶囊

【主治】血瘀性头晕、头痛、耳鸣。

【用法】一次2粒,一日3次。

【注意】脑出血患者禁用。孕妇、体虚、肝肾功能不全者忌用。

中医治疗理论的原则,是用阴阳分表里、寒热、虚实,然后采用解表安里、温寒清热、补虚泻实的方法进行治疗。

2.按图索骥

（1）疾谱低龄化

疾病谱带的低龄化是未老先病的本质。现在常见10多岁脑梗，20多岁心梗，30多岁肺癌晚期等患者，给人带来巨大的健康压力，委实不知道意外和明天哪一个先来。一位初中毕业的女孩患畸胎瘤，手术后次年又复发。她在两年多时间里，承受了手术和化疗的巨大创伤。

医疗手段在多因一果的时候只能采取对症用药，以至于很多疾病需要终身服药。当创伤不断被累积，就会产生质变形成疾病。未老先衰和未老先病只是创伤累积程度有别而已。

生病以后需要补充营养来恢复体力，事实上病越重，消化越弱。身体越虚，代谢率越低，只能靠时间来换取修复的程度。在调和脏腑平衡中，需要特别强化心脑肾的平衡，以此促进睡眠质量来保障人体恢复精气神。一位78岁的肠癌患者，就是立足于生胃气、平衡阴阳和填精益髓来制订方案，最终促进了身体康复。

生理功能的弱化、老化和丧失之间程度不同且有本质区别。破坏结构的因素可能有很多，首先是时间和空间的影响，比如80岁老人的关节和20岁年轻人的关节不能比；其次是修复力的影响，影响修复力的因素包括营养、睡眠、运动和情绪等。

首先，阻断胆固醇的过度肠肝内循环，有助于减轻肝脏的代谢和解毒负担。肠道的营养物质通过门静脉进入肝脏，在此生物合成新的营养元素后中转到全身组织器官。低密度脂蛋白主要负责将肠道脂肪转运进入肝脏，它和高密度脂蛋白是协同工作的伙伴关系。高密度脂蛋白负责清除血液中的老化、变性蛋白，通过胆道排入肠道。如果没有高密度脂蛋白清理老化脂肪酸，血管寿命将大幅度缩减。疾病低龄化与高密度脂蛋白不足呈正相关。

当肝脏功能受损以后，肠道的物质转化能力就会降低；引起净化血液的能力也下降，进一步降低细胞的自我修复力，出现疾病低龄化。而乾坤丹、五福排毒饮能增强肝脏的疏泄功能，促进胆汁、胰液的分泌和情绪稳定。软肝煎用于肝血窦功能障碍性脂肪肝、肝囊肿、肝硬化等。如果夹杂有高血压或者血栓性疾病，需要增加水蛭、土鳖虫、川芎、丹参、桃仁、红花等活血类药物。如果出现痰瘀则需要增加半夏、天南星、陈皮、浙贝母之类的化痰药。

其次,启动蛋白质糖化供能,可以较大限度提高组织器官的修复速度。肾病的阀门在盏间隙。阻塞肾小球动脉基底膜后,肌酐代谢率就会降低。治疗肾病往往采用益气补血、活血化瘀和蠲痰泄浊法。常用琉璃饮、达元煎、幽秘丹、六味地黄丸等祛瘀补虚方。

曾治疗一位肌酐大于 $600\mu mol/L$ 的患者,用正元丹加郁金、鳖甲疏通血管,增强肌酐代谢而获得较好效果。

最后,打开细胞膜通道,稳定细胞内环境,是维护免疫监视功能的基本条件。在设计膳食结构的时候,首先要高纤维素、高维生素和高矿物质膳食结构。其次,减少米面油盐糖的摄入量。再次,还需要强化结肠袋和肛窦的保养。最后是优质的情绪管理能力。

（2）溯源生命力

重庆一位中风患者,在大坪医院做好手术以后,昏迷 23 天后清醒过来。常州一位脑挫裂伤的患者,深度昏迷 64 天后苏醒。这些案例说明人体具有极强的生命力。

恢复生理功能的过程就是治病。在神经内分泌的调控体系当中,阈值和阀门在起决定性作用。阈值相当于甲状腺素在血液中的浓度、氧气和二氧化碳在血液中的浓度、肾上腺素的血液浓度等。阈值决定阀门的开和关。所以当内分泌激素不够的时候,就要做激素替代治疗。西医甲状腺功能低下的患者要用优甲乐、糖尿病患者要打胰岛素等。内分泌激素可以打开细胞膜通道,激活神经内分泌循环的应答。神经系统对内分泌系统也具有应激能力,如垂体分泌的促肾上腺素、促甲状腺素和促黄体生成素等。

神经系统的疾病,小病也是大病。比如说脑神经炎引起的剧烈疼痛,常诱发系列比较严重的功能障碍。而且神经系统不是独立的,与内分泌系统紧密连接。神经系统深层次地影响着代谢,如巨人症、侏儒症等。丘脑-垂体-内分泌腺轴精密地监控着身体。如果对神经内分泌循环系统缺乏想象力,对相应的神经内分泌疾病就很难抓到规律和确定治疗方案。中医的填精益髓方法对此却往往具有裨益作用,常选酸枣仁、醋鳖甲、珍珠母、夏枯草、浙贝母、僵蚕、地龙等加以治疗。

逆生原理的"久病寻气血",强调健康需要具备"有效"的神经内分泌调控体系、"有效"的脏器平衡、"有效"的循环通路和"有效"的组织代谢等。"四有"的任何一"有"都可以形成疾病谱带。比如"有效的脏器平衡"就和解表安里的"安里"具有相似的地方。梗塞、栓塞和梗阻有很大区别。心梗、脑梗是梗塞。

脂肪栓塞、空气栓塞和羊水栓塞等是栓塞。肠梗阻、结石梗阻等是梗阻。前庭动脉梗塞可以造成失聪等。视底动脉梗塞可能造成失明等。梗塞发生在有血管的地方，包括肾小球、肝血窦以及血管本身等。如心脏疾病会引起高血压，肝脏疾病会引起高血压，肾脏疾病会引起高血压，大脑疾病会引起高血压，胃肠功能障碍等也会引起高血压。似乎每个脏器都可以引起血压波动甚至升高，而不局限在特定器官。

每个人都可能有心梗的必然性。因为冠脉属于生理性创伤，心梗时间和程度只是时间早晚而已。如果精心呵护，它会堵得慢一点，堵的程度少一点。血管梗塞的渐进性可以参考数学公式来表达：$(1+0.1)^{365}=A$，$(1-0.1)^{365}=B$。每天补充优质蛋白、矿物质、维生素就是在进行$(1-0.1)^{365}=B$。就是每天把垃圾清除一点。

中医认为"百病皆始于瘀"，心梗、脑梗只是病理结果。肾脏的肾小球动脉极其细小，堵塞概率远大于心脏和大脑。很多心梗、脑梗患者有多年的高血压和服用药物史，都以为是高血压惹的祸。殊不知高血压只是一个结果，还有引起血压升高的原因，比如肾小球堵塞就是占比较大的一个因素。血液变稠以后会堵塞基底膜孔，这和堵塞肝血窦膜孔没有区别。时间一久就会堵塞整个肾小球造成肾病。针对肾病需要益气补血、活血化瘀的原因就在于此。

任何脏器的梗塞都会造成本脏和他脏疾病。心梗除了引起心脏剧烈反应外，对整个血液循环都有巨大影响，牵一发而动全身。随着年龄的增长，脏器受损程度会越来越严重。最开始只是心脏不好，服用药物以后损伤肾脏，继续服用保肝护肾的药物……变成吃药比吃饭还重要。

梗阻的内涵和外延比栓塞要大很多。肿瘤占位挤压形成梗阻，肠道粪便形成肠梗阻，结石堵住输尿管和胆管引起梗阻。治疗梗阻首先"以通为要"，"不通则痛"。其次"以治防变"，防止并发症或者远期不良后果。最后"以膳代医"，善用膳食结构保养身体健康。

临床的逻辑思维能力比较重要。养成分析疾谱的习惯，把病因、病机和整个证据链条拎出来，然后再放到机制机理、轻重缓急的临床中应用，找到当下最需要解决的核心问题，临床效果也就相对满意了。如骨质疏松引起的疼痛属于"不荣而痛"的范畴，需要用虎潜健步丸、壮骨强腰丸等，中耳炎疼痛用75%的酒精浴耳治疗等。

（3）窥秘诸高

对诸高的影响离不开血液循环因素，可从血管壁、血液成分、动力函数三个维度看诸高问题。血管壁硬化和脂质斑块与血压问题密切相关。血液成分与高尿酸、高血糖、高血脂、高胆红素、高血小板、高白细胞等相关。动力函数包括心脏正性肌力、血管弹性和末梢血管阻力等。

针对低氧血症、缺铁性贫血和营养不良等疾病，可补充优质蛋白、维生素和矿物质等就能逆转。适当进补人参、黄芪、党参、山药等中药，也可以逆转动力函数低的临床症状。

诸高的病机是气滞、痰凝和血瘀。症状表现则有寒热虚实的不同。酒大黄、甘草促进肠道排便，缓解肝脏的解毒压力；山楂、水蛭降脂软化血管，促进血压稳定；郁金、石菖蒲促进睡眠，稳定细胞膜通道；失眠配伍酸枣仁、茯神、远志等；高血糖配伍人参、龟甲、莱菔子等；脾胃虚损配伍黄芪、焦三仙、山药等；痰多配伍浙贝母、陈皮、法半夏等。

① 胆固醇的肠肝循环

胆固醇的肠肝循环是调节人体适应环境的生理功能，在没有进食状态下提供能量满足生命器官的需求，能量物质的消耗补充一旦失去平衡就会产生疾病。高密度脂蛋白和低密度脂蛋白是维持脂肪酸平衡的转运蛋白，细胞膜的物质转运依赖于神经内分泌体系。

"流素荤米面"的吃饭顺序和素食理念等可以降低胆固醇的肠肝循环。由于肝脏代谢随着年龄的增长而降低，低密度脂蛋白随着年龄增大而升高和高密度脂蛋白随着年龄增大而降低，从而诱发高脂血症和高血压等疾病。

中医认为"百病始于瘀"。瘀在大脑会导致思维敏捷性下降，出现睡眠障碍、言语障碍和内分泌障碍等。瘀在细胞膜孔会导致物质的转运障碍，糖不能进入细胞内代谢则出现糖尿病及并发症。瘀在性腺导致不孕不育。"瘀"还包括组织器官内部结构，如肺间质、肝血窦、肾盏间隙等微结构。

② 高血压的逻辑误区

高血压不仅与血管有关，还与血容量有关。高血压的早期治疗一般采用利尿剂降低血容量，当利尿剂没有降压效果后，加上扩张血管的药物，再发展到没有降压效果后，加抑制心率的药物和降低正性心肌张力的药物，最终发展到没有降压效果后，再加血管紧张素酶抑制剂来抑制血管收缩，一直到血管发生意外。

首先，正常血压的功能是为了维持有效的脏器灌注度来满足代谢需求。如果血压低就会出现面色苍白、头晕、心慌和肢体发抖等症状。血压低时手脚冰凉也能说明组织灌注度不够。毛细血管内径只有 $8\sim10\,\mu m$，刚好通过单个

$6\sim9\mu m$的红细胞。毛细血管的管壁由两个内皮细胞构成,有利于白细胞和营养物质的交换。营养物质通过管壁进入组织间隙完成物质输送。

其次,正常血压波动能有效适应环境,比如说剧烈运动、喝酒等。

最后,中医认为"怪病皆由痰作祟"。中医的祛湿涤痰能有效缓解高血压。"一味丹参饮,功同四物汤"的活血化瘀法也能降低高血压。可以选用丹参、郁金、桃仁、红花、水蛭、三棱、莪术等中药,一贯煎加减代赭石、珍珠母、龟板、牡蛎等柔肝熄风法对高血压也有裨益。垂体神经轴对调和脏器平衡有效,使用逍遥丸主治肝失疏泄性高血压等。

③ 糖尿病的逆向思维

从人类历史的进程来看,人体大多时间是处于饥饿状态的。因此,胰腺在生物进化过程中就出现了胰高糖素优势胰岛素的现象。随着科技的发展,先进的生产工具生产的大量糖类化合物让人类的胰高糖优势不合时宜,从而出现社会性糖尿病现象。只有胰岛素是降糖激素,却有甲状腺素、肾上腺糖皮质激素、性腺激素等升糖激素,都是为了满足人类生存的进化使然。

神经内分泌系统的调控机制具有网格化特征,调整单个激素都会引起系列的连锁反应。很多糖尿病患者,空腹血糖已经大于$9mmol/L$甚至$11mmol/L$时,还感觉很饿,但这却是糖尿病患者的相对低血糖反应;还有空腹血糖$20\ mmol/L$以上,身体却极度消瘦而容易出现高酮酸血症。治疗方法就是补充葡萄糖和注射胰岛素阻断脂肪动用,这和吃饭打胰岛素没有本质的区别。血糖指标控制得很好,还会出现并发症,说明高血糖是多因一果,而不是一因一果。

进食糖类食物并不能缓解脂肪动用进程,说明还有很多激素参与了该进程。当糖尿病出现酮酸性脑功能障碍时,健康灾难即将开始。控制血糖不能避免并发症和控制高血压不能避免中风具有同等逻辑。糖尿病低糖饮食后动用脂肪形成酮酸综合征,此时需要阻断胆固醇的肠肝循环。用酒大黄、鳖甲、郁金、甘草等促进胆汁分泌,用天麻、酸枣仁、龙骨、牡蛎、枸杞、黄精等促进睡眠质量,用乾坤丹加百合、石斛等治疗便秘。

如果糖尿病的并发症是因为缺糖缺血缺氧引起的,身体启动尿糖排泄的机制,说明人类还有其他机制不清楚。用"胞内低糖胞外高"的逻辑似乎能诠释糖尿病并发症机制。糖代谢是一个系统工程,单一的胰岛素并不能完全平衡高糖激素的生理效应。这也是六味地黄丸、消渴丸等中成药能有效控制血糖指标的原因。

强化尿糖平衡血糖的保护机制,需要益阴排毒法。用五福排毒饮加百合、石斛、水蛭、川芎等。关节不利加土茯苓、土鳖虫、秦艽等，顽固性焦虑加自然铜、龙骨、牡蛎、珍珠母等。

治疗糖尿病需要补虚泻实。心悸心慌服用生脉饮、人参荣荣丸等中成药，脾虚服用四君子汤、参苓白术散等中药。肺虚服用洋参补肺胶囊、参蛤平喘胶囊等中成药，肾虚用黄精、枸杞、肉苁蓉等中药。

一例心脏无法再装支架的 80 多岁高龄患者，服用两周正元丹以后感觉良好。后再以人参、麦冬、五味子、黄精、枸杞、肉苁蓉、酸枣仁、蜈蚣、全蝎等调剂心脑肾功能善后。

④ 高脂血症

血液中的脂肪通过进食转化而来，或启动自体代谢而来。在调理高血脂的方案时，"餐前果汁餐后茶"是行之有效的简单方法。高血脂治疗除了保养肝脏以外，还要强化对结肠袋的管理。管理方法包括促进排便和便后冲洗肛门，须防范药物、熬夜、吵架、饮酒等增加肝脏解毒压力。

(4)胰脾综合征

胰脾综合征就是修复力和免疫功能障碍性临床症候群。纵观整个解剖结构，发现一个有意思的现象，除开直肠下静脉汇入下腔静脉、食道胸段中上静脉汇入奇静脉和其他静脉以外，几乎所有消化器官的静脉回流都汇入门静脉，包括胆囊静脉，所以中医强调脾功能，也就是强调胰腺功能。而且胰腺功能发生障碍以后的临床症状和中医脾功能紊乱的症状也非常吻合，在这里就被称为胰脾综合征。

修复力和免疫力是不同的两个概念。免疫力是维持身体稳态的重要保障，免疫物质是免疫球蛋白、白细胞介素等。修复力是针对创伤进行修复的基本能力，修复物质是优质蛋白、维生素等营养素。酶是蛋白质，具有生物催化能力，应该归类到修复物质。所以，优质蛋白可以增强酶系统功能，倍增生物催化能力而提高修复力，保持生命活力。绿色植物中含有人体需要的氨基酸，故此中草药具有恢复人体组织器官的能力。

脾脏在现代医学中是免疫器官，不是消化器官。真正参与消化功能的是胰腺。胰腺是修复能力的保障器官，而脾脏是免疫功能器官，它们同时保障机体的正常运转。胰脾解剖结构如图 5-49 所示。

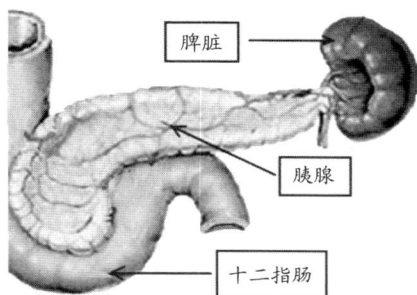

图 5-49 胰脾解剖关系示意

脾脏和胰腺尾部是由脾膈韧带连在一起的,如果单从外表来看很容易误认为一体。这是不是中医因为解剖缺陷而没有胰腺理论尚不可知,有奇恒之腑的脑、髓、骨、脉、胆、女子胞,而没有胰腺。中医在理论上一直把胰腺和脾脏融为一体。从中医临床辨证用药来看,中医"脾"运化五谷精微的生理功能应该是胰腺消化功能的体现,中医"脾"喜燥恶湿的临床表现和胰腺分泌能力非常吻合。中医"脾"为后天之本涵盖了"得胃气则生"的物质转化系统,消化系统中胰腺功能居功至伟。另外,全部胰腺静脉都汇入脾静脉,脾静脉再汇入门静脉入肝参与生化代谢。从这点来看,脾脏应该属于消化器官。

一例吴姓患者,身高 173 厘米,体重只有 45 千克。吃什么拉什么,瘦得皮包骨,求医数年罔效。他觉得吃什么都腹胀,喝水胀,喝粥胀,吃啥都胀。从年头到年尾,几乎一直处在感冒中。从胰脾论治半年后体重增加到 55 千克,吃什么拉什么的症状也消失,晚上睡得也好,感冒也能很快痊愈。

研究中医脾功能时需要涉足现代医学的胰腺功能,研究中医胃功能时需要涉足现代医学的肝胆功能。临床上很多胆结石被误诊为胃炎,很多胃溃疡和十二指肠溃疡都与胰液和胆汁有密切关系。很多自身免疫性肝炎的发病,与乙状结肠的储便功能有关。很多药物都在乙状结肠被重吸收而增加了肝脏解毒压力。直肠下静脉汇入下腔静脉回流到肺的这一解剖结构,导致痔疮和肛窦炎的患者,很容易产生痰多和咳嗽,甚至支气管炎、肺脓疡等。

循证思维不是针对某一个病,而是针对一类病进行逻辑演绎。结合生理病理不断地优化方案反哺临床。中医常说"医不三世,不服其药。"讲的就是临床经验积累下的安全高效治疗经验。

胰腺是人体最重要的消化腺。首先,它的功能与胚胎时期的发育密切相关,如果受损会造成孩子的消化功能异常。其次,胰腺功能与膳食结构和生活习惯紧密相关。最后,它易被药毒、食物毒侵害而受伤。临床表现除开感染外就是糖尿病、囊肿和癌瘤等。糖尿病是胰腺功能障碍的最常见表现形式,如果在胚胎时期出现胰腺功能障碍,就会产生Ⅰ型糖尿病。

胰脾功能随着年龄的增长,其功能障碍会越来越严重。表现为消化能力随着年龄的增长会越来越差。胰腺不但分泌胰岛素降血糖,它还分泌胰液参与食物的消化吸收。胰液包括胰蛋白酶、胰脂肪酶和胰淀粉酶等消化酶。

胰脾的创伤修复和免疫增强都是预防其功能障碍的必要条件。无论是水肿性胰腺炎还是坏死性胰腺炎,都会留下严重的创伤疤痕。临床上常见十几岁的高血压、尿毒症和中风患者,与早期的胰脾功能障碍密不可分。在修复创伤的方案中,营养早餐是比较有效的路径。

胰脾的疾病谱带与胰脾的消化功能相关,这和肝肾主代谢的"肝肾一体"具有类同性。只有增强胰脾免疫功能,才能将创伤降到最低程度。病毒不但对人体构成巨大伤害,它对组织器官具有靶向选择性。冠状病毒靶向肺、疱疹病毒靶向神经、乙型脑炎病毒靶向大脑、肝炎病毒靶向肝脏、人类乳头状瘤病毒靶向宫颈等。只是人类目前不知道哪些病毒靶向胰脾,干扰 mRNA 信息形成癌症。

治疗胰脾综合征的逻辑思维,适用于任何组织器官的疾谱分析。胰脾疾病的底层逻辑类同于中医脾胃功能在现代医学中的消化系统。中医所论之脾功能类同于消化功能,胰腺的消化功能可以诠释脾主升清的功能。中医所论之胃功能类同于消化道功能,而胰脾综合征类等同于整个消化系统疾谱。中医脾胃升清降浊的生理功能完全依赖于"脾主运化、肺主肃降和肾主温煦"宗旨。这里脾肾阳虚的病机可以推导出脾肾阳虚是胰脾综合征的前提条件,继而引申出"温中、建中和理中"的治法。肺主治节和肾主固摄就是通过肃降胃肠功能来实现的。由此又推导出肺肾气虚是胰脾综合征的另外一个条件,继而引导出益气固肾、扶母养子等治则治法。

总之,胰脾综合征的治疗原则是"肺脾肾三脏同补、养中焦旁达四支"。《黄帝内经》:"肾为胃之关。"在临床上常见肾气受损以后会留下胃肠道症候群,需要用黄精、枸杞、肉苁蓉等滋补肾精来化生胃气;也可以用龟板、龙骨、熟地、山药等来填精益气。中医"得胃气则生"就是强调稳定消化系统功能,避免出现胰脾综合征。解表安里治法的应用上也是十分的考究。患者在没有表证症状时也可以加荆芥、防风、紫苏叶等解表药。安里在消化系统的应用可以理解为攻里，常用的乾坤丹、琉璃饮、幽秘丹等具有较好的泻下作用。

"寒热虚实气痰淤"既是病因又是病机，用这种思维模式来认知胰脾综合征就会事半功倍。首先，胰管最怕结石等梗阻，需要禁食抑制分泌。其次，冷饮、高盐饮食等食积，可用保和丸消食化积。最后，是精神压力等气郁表现，可以用左金丸。如果是痰症可用二陈汤、藿香正气散等。如果是血瘀可用血府逐瘀汤、达郁散等。如果是气滞可以选用酸枣仁汤、柴胡疏肝散等。

理解脾静脉回收胰腺静脉的解剖结构，就能明白治疗胰腺为啥以"痰"为主。明医在治疗糖尿病时都从"湿"入手。如燥湿化痰、利湿化痰、醒脾化湿、温阳利湿等。

总之，"寒热虚实气痰淤"是胰脾疾谱发生、发展和演变的底层逻辑。

（5）肝胆祛毒法

肝胆毒从哪里来、毒力有多重、中毒时间有多久等都是需要掌握的内容。中医治病讲究寒热从哪里来，虚实在哪个脏腑。痛经是寒在子宫，口腔溃疡是热在胃肠等。寒热虚实不是一成不变的，它可以在一定条件下相互转化。《伤寒论》的三阳经证时邪气在表。随着正气亏虚，邪气就慢慢地循经入腑。从开始的寒证也就变成了"阳明之为病，胃家实也"的腑热证。一是病性由寒转热，二是病位由经转腑。医学实践的底层逻辑就是"知常达变"。既要知道疾病的常规演变路径，还要知晓它的异常变化。

乙肝病毒经过母婴传播到了孩子的肝脏。生下来肝脏里面就寄生着乙肝病毒的孩子和到40岁才感染上乙肝病毒的肝病患者是不能划等号的。喝酒和熬夜对乙肝病毒患者的影响也不一样。肝脏失代偿以后最核心的问题是低蛋白血症和腹水。

胎儿在母亲身体里十个月，与母亲朝夕相处而无一刻分离。如果想孩子在出生以后拥有"健康"的肝脏，是需要母亲下功夫的。母体血液进入胎儿的第一个器官就是肝脏，胎儿的肝脏从一开始就成为第一个"解毒"过滤器（图5-50）。

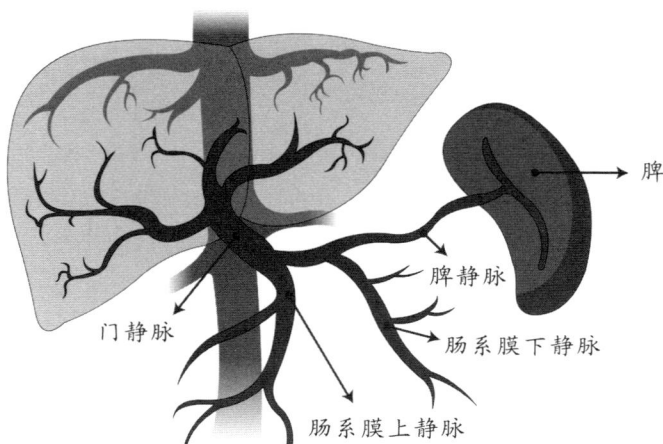

图 5-50　门静脉解剖示意图

　　肝病患者后期的门静脉直径都会增宽,脾脏也会随着血流受阻而增大。肝脏主要汇总消化系统器官的静脉血液,并对其中的营养物质进行深加工。脾脏是直接过滤动脉血液加入到门脉系统,是将血液免疫物送到肝脏进行净化处理。很多血液疾病都会出现脾大的体征。脾脏既是血液净化器,又是类消化器官,承担着修复和免疫的双重任务。肝脏也同时承担着监护消化系统和血液系统的双重压力,这对于理解食物毒、药物毒和环境毒来说就清晰了。

　　肝硬化以后出现腹水和胸水是肝脏合成白蛋白的能力降低所致,白蛋白是肝脏的生理性指标之一,对全身组织器官的功能都有影响。

　　要想突破临床思维的限制,就要有系统工程的思维,不能局限在单一指标异常上。决定临床疗效的核心,就是建立疾病本源和系统思维能力。没有医生能够治好认知以外的疾病。

　　在肝胆疾病谱带中,除门静脉系统外还有胆道系统。如果不熟悉这些核心的扳机点,就很难获得精准的临床疗效。手术摘除胆囊并不能彻底解决胆结石问题,结石的大小、形状和所处的位置决定疾病谱带和相应的临床症候群。

　　肝脏分泌胆汁和胰腺分泌胰液,它们都是消化器官,为什么胆汁容易形成结石而胰液不易形成结石? 这个问题搞明白了,想生成胆结石估计都很困难。如果这个问题没搞明白,临床上也治不了胆结石。胆囊易生息肉或癌变和胰腺易生囊肿和癌变之间是有逻辑关联的。

虽然胆汁和胰液都是消化液,但是两者 pH 值有很大不同。胆汁的碱性没有胰液强,但是胆汁经过胆囊存储以后就变成弱酸性了,就有胆汁反流性胃炎的临床诊断。胆、十二指肠的解剖结构如图 5-51 所示。

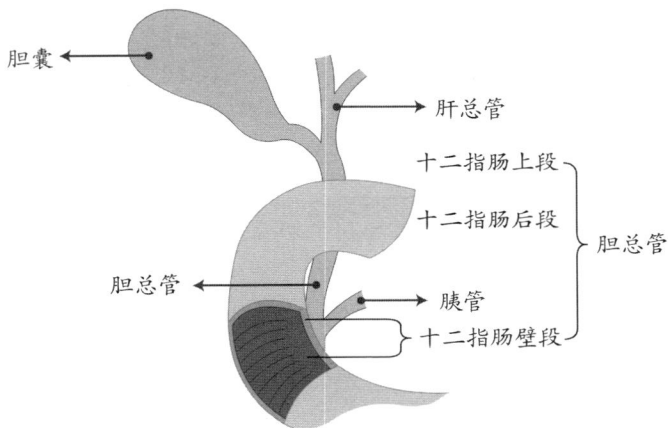

图 5-51　胆、十二指肠解剖结构及胆总管分段示意

　　肝脏分泌胆汁、胰腺分泌胰液和肾脏产生尿液,与临床肝、肾囊肿,胆、肾结石有异曲同工之妙。这些器官之间具有紧密的逻辑联系,用人体工程性思维来理解就非常清晰。

　　肝脏是人体最大的消化腺,而胰腺是人体最重要的消化腺。肝脏主体在右边,胰腺在左边,不同卧位对于胆汁和胰液的流出是有影响的。肝脏有胆囊储存胆汁,肾脏有膀胱储存尿液,为什么胰腺没有储存胰液的器官呢?

　　如果膀胱不在盆腔而在肾的旁边,会因为尿液的重量牵扯其他组织移位,甚至挤压其他器官影响相应功能。所以依托耻骨的支撑和输尿管的备用功能,就完美地增强了人体的生理功能,两根输尿管起到了储尿的备用功能,算是另一个"膀胱"。

　　如果胰腺也需要储存胰液的器官,就会增加很多其他器官的不适应。为了改变这一劣势就有了副胰管的存在,开口于十二指肠小乳头。它不是两根胰管汇总成一根,反而是一根分离成两根,就是避免胰管堵塞的备用通道。人类进化史精妙地诠释了最优的结构与功能匹配原则。

　　肝脏也遗传了父母的相关信息而携带遗传毒。乙肝病毒、艾滋病毒的母婴传播就是遗传毒。既然有中毒就要解毒,维生素 C 排毒法专门针对病毒感染情况,如感冒发热、咽喉痛等。周末素食对于增强肝脏的解毒能力来说还是有效的。逆流挽舟解毒法的核心,就是降低低密度脂蛋白的转运能力,维护血液的抗病能力。

血液的"黏稠凝聚"是血液的四种不同状态。器官血液流速的改变会影响功能发生改变。肝功能弱化以后,其解毒能力也随之降低,紧接着就会出现一系列临床症状,最后"久病及肾"波及肾脏,形成肝肾综合征。当肾上腺萎缩引起失眠时。应用人参、麦冬、五味子、黄精、枸杞、柏子仁、酸枣仁、郁金、石菖蒲等能较好改善睡眠。

在肝胆祛毒的底层逻辑中,首先是时间轴要排在第一位。其次是中毒的严重程度。再其次是毒素影响的器官范围。最后是解毒效率和创伤修复速度。肝胆祛毒法的临床应用如表 5-14 所示。

表 5-14　肝病程度相关因素示意

来源＼次第	时间	程度	范围	消除	修复
遗传					
食物					
药物					
环境					
代谢					
情志					

影响肝胆祛毒效果的因素包括毒力、修复能力和脾虚湿盛、气滞血瘀、宗气匮乏、肾元虚衰等病机。

(6)痉证破除法

中医痉证的症状和病机,都会把痉证狭隘地理解为风证。《素问·至真要大论》:"诸暴强直,皆属于风。"如肢体挛缩、头摇、腿动,甚至癫痫、惊厥等。这是狭隘的痉证。狭义的痉证还包括毒蛇咬伤的中毒反应,如腹部痉挛疼痛、四肢抽搐、口吐白沫等属于狭隘的痉证概念。

广义痉证就是一切病理的变化都可以理解为痉证。根据症状比较好理解广义的痉证。临床常见的口腔溃疡性疼痛、中耳炎疼痛、鼻窦炎头痛等的痉挛是肉眼看不见的。血脂形成脂质斑块在冠状动脉和颈内动脉。随着年龄增长出现的下肢静脉曲张。糖尿病足的缺血缺氧性坏死。甲状腺肿大对周围组织产生挤压。胃痉挛疼痛。肾结石腰痛。下肢血管痉挛疼痛等。

一例亓姓患者,他每天晚上有七八次上厕所的频次,也曾有过十多次的时候,有近十年病史。用过设备检查前列腺、有名专家看了不少。最后按照建议检查出腰椎和垂体疾病,从而调整治疗方案获效。这就是广义的痉证。

逆生原理就是把九大系统的临床病理分科,不断前移到人体的生理状态,也就是"由病及生"思维(九大系统是解决临床问题,而逆生原理是解决生命问题)。

人生百年的生命历程中,所有的疾病状态都来源于生理状态的改变,如感冒发热了,肺炎患者喘促、呼吸困难、咳嗽、咳痰、全身关节酸痛、食欲下降、小便少和大便难等都已经完全处于非生理状态。所以,身体内部脏腑器官的功能亏损都可以诱发广义的痉证。

神经系统是所有痉证最核心的生理基础,如面瘫、中风、脊髓空洞、脑萎缩、老年脑和老年痴呆等。神经核团和神经递质的电生理活动很复杂,加上内分泌系统的正负反馈调节机制就更复杂了,而这正是逆生原理中"疑难窥通道"的基础知识。

中医理论讲阴和阳、外邪和内伤、蛇虫咬伤等致病因素。当临证以后,首先就要考虑是否与外邪有关联,如有关联则需要解表。其次考虑是否有内伤,内伤在哪里,内伤到什么程度等。

一例蔡姓患者,心悸病看了十几年,能做的检查都显示正常,被医生诊断为心理性疾病。经询问病史发现是在30多岁到40余岁的十余年里,极度劳累造成严重的心肌营养不良(患者述说从36岁成立公司后一直没日没夜地干)。

临床上高、低位截瘫患者能引起排尿障碍,而脊椎出现严重问题都可能引起排尿异常。如鞘膜囊肿压迫、脊髓空洞或者椎间盘突出症等。

植物神经系统是特别值得研究的一套调控体系。交感神经是耗能的,副交感神经是储能的。交感神经是应激的,副交感神经是促生长和休息的。交感神经是匹配环境向外的,副交感神经是躲避环境趋内的。这也能诠释社恐症、焦虑和抑郁等心理障碍患者的症候群,似乎可以从植物神经系统找到答案。

脊髓和交感神经链、迷走神经密切配合调控内脏系统,如胸椎引起神经系统调控障碍,就会出现支配区域的器官出现问题。所以,很多时候的颅腔、胸腔、腹腔和盆腔脏器功能并不是单纯的脏器功能障碍,而是调控系统障碍。一定要建立器官与意识之间的联系。精神免疫学强调意识会影响神经递质释放，也会影响内分泌腺体的分泌，从而影响神经内分泌系统的调控机制。这样就把结构与功能和物质与意识等整合成认知体系了。

足太阳膀胱经中的肺俞、厥阴俞、心俞，胆俞等定点俞穴，都和交感神经节控制的内部脏器息息相关。交感神经节也链接了迷走神经来影响内部脏器，如针灸某俞穴就可以调整它对应的内部脏腑功能；脊椎病变如椎间盘突出、骨桥、脊髓血管畸形或者神经压迫等都会引起相应的功能障碍。

交感神经节前端链接脊神经，后端链接内脏。这一解剖结构强化了内脏病变的体表定位，如胆结石或者胆囊炎患者，就会在右肩胛骨区域有反射痛，这是迷走神经的胆囊支和胆囊交感支进行了紧密的链接。再比如十二指肠溃疡的痛点刚好就在中脘穴位置。

临床常见的胃瘫患者，其副交感神经的支配局限在脑干和骶髓。熬夜以后早晨起床没食欲，胃受伤以后蠕动能力就降低，促成消化腺分泌减少，饥饿感降低致使括约肌舒张形成便秘。

副交感神经正常时糖原合成增加，血糖降低。睡不好血糖会升高与临床数据是一致的。副交感神经功能正常，胰岛素分泌是增加的。当副交感神经功能下降的时候，胰岛素分泌下降而升高血糖。

对神经系统病变的狭义痉证要有足够的认知。一般来势猛而修复却很慢。可以按照狭义痉证原理去诊治类风湿性关节炎、红斑狼疮等免疫性疾病。或者说按照"诸风掉眩皆属于肝"论治的临床问题，都可以从痉证的逻辑思维中找到答案。

交感干神经节上下左右的连接，是气机升降出入的结构基础。气机逆散以后出现的临床症状完全与其匹配。《灵枢·九针论》："形乐志苦，病生于脉，治之以灸刺。形苦志乐，病生于筋，治之以熨引。形乐志乐，病生于肉，治之以针石。形苦志苦，病生于咽喝，治之以甘药。"强调用灸刺、砭石、汤液、按摩来梳理气机。《灵枢·九针论》也特别强调气机的升降出入。内部结构很壮实，在承受不良情绪刺激时，内脏的应激能力就很强。反之就很容易受伤。这就诠释了器官功能随着年龄的增长，最后都以虚为主的临床规律。"补虚泻实"就是需要强盛的脏腑功能才能驱邪外出，亦即"正气存内邪不可干"。利用人参、山药、黄芪、党参这类补气药增强脏腑功能。把病机逻辑梳理清楚，遣药组方就不难。

中医所论癥瘕、风证、痿证、厥证、痹证都可以归类痉证论治。只是癥瘕、风证、痿证、厥证、痹证的寒热虚实病机各有千秋。《黄帝内经》有中经、中络、中脏、中腑等不同的风证。

风证、惊证、厥证、痿证、痹证、痫症都是痉证。治疗风证分三种，第一是风邪，第二是外邪，第三是气化。《素问·至真要论》："厥阴司天，气化以风。"风伤经络形成面瘫。在月经期间受风头疼、在怀孕阶段伤风和产后受寒留下冲任督带的疾病等都是风证。风证中也有兼杂证候，如上热下寒、上寒下热、里寒外热和里热外寒等。逆向思维"健康阀门与营养素的趋向性"这一逻辑思维，把它放到器官对营养素的需求中就可以设计出很多膳食疗养方案。

痉证和惊风是有区别的，惊风只是痉证的一种表现形式。中医有很多关于惊风的著述，如高热惊风、慢惊风、慢脾风等。首先，惊风与食积密切相关。其次，惊风与肾虚生风有关。从临床症状来看，中医的肾虚包括肾上腺功能，百分之七八十的症状都属于肾上腺功能范畴。中医强调肾主骨、肾主水、肾主藏精等功能都是归纳总结大量临床提炼出来的。

《素问·生气通天论》："阳气者，大怒则形气绝，而血苑于上，使人薄厥。"说的是生气造成厥证。厥证包括生气、害怕、恐惧等诱导的急性脑充血。《伤寒论》："少阴之为病，脉微细，但欲寐"的"厥"是肾阳虚。还有心阳不振构成的外周血液循环障碍，包括醉酒以后的恶寒症状。"心肾不济"也容易形成面红耳赤和手脚冰凉的上热下寒症状。

痿证的第一种是脏器痿，如脾痿、肺痿、肝痿、肾痿等讲的是脏器的功能衰退。第二种是大脑失用的痿证，如中风后遗症、脑瘫和植物人等。第三种是阴阳平衡被打破而出现的功能废用，如正常情况是晚上睡觉，白天工作。现在换成晚上不睡觉，白天睡觉就会出现睡不解乏的情况。从睡眠的时间来讲或许够了，可是对身体的修复效果是远远不够的。第四种是免疫修复功能低下的精血亏损，如18岁的年轻人比58岁的老年人精力旺盛。

痹证类同于痿证的原理，和"闭"有紧密关联。"痹"和"闭"有程度的区别。如肺吸进寒冷的空气，一会儿就觉得身子骨凉悠悠的，出现手脚冰冷和屈伸不利的感觉。

"痹"更多是关节疼痛和寒积症状。女性在夏天产后贪凉、吃冰的、吹空调、泡凉浴就会形成"痹"证，也就是闭塞不通。"诸痛收引皆属于寒"是痹证的病机特征。

一例郑姓患者，30多岁年龄已经咳嗽7年多，医药罔效。追踪病史是其在终止妊娠后，夏天贪凉把冲任二脉"痹"住后开始咳嗽，求治7年无效。诊断为寒积冲任，处方人参、附子、猪苓、龟板、僵蚕、干姜、甘草七味药。复诊时述说其咳嗽症状消失,咽喉发痒、背心发凉的症状都没了。

脑瘫中的硬瘫和软瘫既可以是痹证,也可以是痿证。渐冻综合征,就是脊髓侧索硬化综合征,脊髓侧索功能慢慢就废用了。痹证中常见的是药毒伤。一例 77 岁侯姓患者。患红斑狼疮伴骨折,既要服用泼尼松,又要服用止痛药治疗骨折的剧烈疼痛,还要服用氯化钾来对抗服用泼尼松的低钾血症,后来又出现咳血和腹水症状等。这就是典型的"痹"证。

癫证和痫证虽有典型的症状区别,病机都在于"气血虚火风痰瘀"。临床选用熄风、涤痰和开窍类中药,药理作用是平衡质子电荷和转化蛋白势能。中医临床痫证是"风痰"证,半夏、天南星用量就较重,加上礞石、金箔等矿物质,还有羚羊角、石菖蒲、麝香和冰片等开窍药。

临床上很多腰痛都需要加煅自然铜、乌梢蛇、骨碎补、鹿角霜来治疗,都是"平衡质子电荷和转化蛋白势能"的具体运用。

日常三类食物富含多种大脑喜爱的营养物质:

① 鱼类。鱼肉是理想的高蛋白低脂肪食物,尤其是海鱼,还富含 DHA 和 EPA 两种长链多不饱和脂肪酸,能降低血脂,防止脑血栓的形成。

② 小米。小米被称为"健脑主食",因为小米营养价值很高,含有丰富的不饱和脂肪酸、蛋白质、维生素 E、胡萝卜素、铁、磷、钙、维生素 A、维生素 D 等营养物质,这些成分有助于神经系统的正常活动。婴幼儿多食用小米能促进大脑的生长和发育。

③ 豆制品。大豆制品富含优质蛋白质和人体所需的多种必需氨基酸,这些营养素对脑血管的功能非常有帮助,能抑制胆固醇在体内积聚形成斑块,预防心脑血管病。

3. 醒髓方略

(1)髓的解剖基础

脑髓在颅腔里,脊髓在脊椎腔里,骨髓在骨头里。三髓彼此之间协调配合调控细胞膜通道,如甲状腺需要即时的精准投放甲状腺素一样,它会因情绪、睡眠、地域、时间和空间的改变而随之发生改变。大脑分出脑神经和副交感神经。脊髓分出脊神经和交感神经、副交感神经。脊神经支配运动,副交感神经既支配运动又支配感官器官。脑神经更多的是支配感官系统,迷走神经是支配内脏运动的。

大脑和脊髓是耦合的功能状态。大脑和脊髓在结构上是独立的,在功能上却是完全融为一体的,如眨眼睛、弹手指、小便等最基本的动作,都不是哪一根神经独立完成的。神经系统的结构相对独立,功能却耦合。大脑最易出现老年脑、脑萎缩、脑震荡后遗症、中风后遗症、代谢性脑病、脑白质发育不良、脑瘫等退行性脑病。大脑的功能障碍性疾病和退行性脑病有很大区别。如中风、创伤、药物中毒、酒精中毒、一氧化碳中毒等是功能障碍性疾病。高压氧舱对改善脑供血和供氧比较高效一些。大脑的疾病谱带是随着年龄的增长,记忆力下降,想象力下降,思维敏捷性也下降,说明大脑具有生理性老化特征。

脑的高供氧、高灌注的高血氧状态,可以干预退行性脑病的发生进程。大脑分出十二对脑神经来维持头部的功能。每对脑神经产生的症状,是由其受损程度来决定的,如鼻窦炎对嗅觉的影响就不是嗅神经自身退化的结果。

前庭神经受损引起的美尼尔氏综合征,其典型特征是眼颤症状,受损程度决定眼颤频率及症状的严重程度。

如果咀嚼乏力,口腔后面有麻木感或缺失感,有可能就是滑车神经的脑区出现供血障碍,或者发生了血管栓塞。中医活血、养阴和涤痰后还可以酌加龙骨、牡蛎、珍珠目、玳瑁、郁金、石菖蒲等药物。

三叉神经和面神经受损出现的面瘫,可以理解为中风的中经或中络,可以选用全蝎、地龙、白附子,白芷、僵蚕等熄风止痉类药物。

副神经支配的区域是肩颈肌区域,很多斜肩都是副神经功能障碍的结果。

内分泌系统中的垂体、松果体、甲状腺、胸腺、胰腺、肾上腺、性腺等是人体的系统工程。内分泌腺体对身体的调控是不易被觉知的。内分泌系统的特异性可以派生出"无"决定"有"的临床思维方法。

衰老就是髓功能弱化的直观体现。要感知到衰老,要干预衰老,干预满意就可能让髓功能衰老的速度慢下来。

通过保养足太阳膀胱经来强壮脊髓是有理论基础的。肺俞、心俞、脾俞、胃俞、肾俞、膀胱俞等脏腑俞穴都在膀胱经上。足太阳膀胱经在脊椎旁边一点五寸和三寸位置,其解剖结构正好对应交感神经节,而迷走神经和交感神经链就调控着整个内脏系统。保养措施有运动开膀胱经、汗蒸开膀胱经、熨开膀胱经、推拿开膀胱经等。

骨髓最核心的是主生殖、生长和生发。中医特别强调脾肾同为生化之源,如单用归脾丸调治贫血患者,就比归脾丸配合补肾剂的疗效来得慢。

脑髓、脊髓和骨髓三髓合一,诞生精气来维系人体的生理功能。它们并列存在,各司其职。在食用鱼头豆腐汤和做椎弓反牵保养脑髓的时候,可以同时做运动开膀胱经保养脊髓,配合营养早餐保养骨髓。

在中医非药物疗法中,特别强调"经气"的应用。此处的"经气"和"精气"是同源异形体,髓所产生的"精气"灌注于经络运行开来就是"经气",其物质结构是神经递质和激素分子。在经络运行过程中影响五脏六腑。这样就派生出"调冲任,温督带"的治法。醒髓疗法就是把奇经八脉和冲任督带有机地衔接在一起。

营养早餐也算醒髓疗法。这个概念比较重要,不能简单地把醒髓疗法理解为非药物治疗。醒髓疗法的内涵远远大于非药物治疗,如愉悦的心情都算醒髓疗法。只要能激活髓功能,维持身体正常状态的方法都是在醒髓疗法范畴。

"结构决定功能"的认知决定临床上"知常达变"技法的熟悉程度,头颈肩松解术、开膀胱经、髋关节复位术、膝关节复位术等治疗都是修复结构。50多岁尹姓患者,颈椎脱位后经过推拿、牵引和贴膏药等治疗半年余都没有康复。予以复位第三颈椎棘突小关节脱位而康复。一位周姓患者,因为蹲身背父亲上楼而出现膝关节严重水肿,喷云南白药气雾剂和涂抹扶他林膏无缓解,建议其练习狡兔蹬鹰动作而痊愈。这也证明恢复结构才能恢复功能。某公司老总出现肩背部剧烈疼痛而无法入睡,医生怀疑是肺癌而做了各种检查,服用麻醉止痛药也无济于事。经检查是第六~七颈椎关节错位所致,复位错位关节后疼痛立马缓解。

人体结构会发生适应性改变,这也是"知常达变"的重要内容。醒髓疗法排在第一的是恢复匹配性结构,只有结构正常以后经气才能正常流动。第二是"化形入魂"的外治能力,有点类似于"形"是结构,"魂"是随结构发生的适应性变化。第三则是醒髓疗法"大而无外,小而无内"的概念。只把醒髓简单地理解为几个动作和几个穴位,而没有真正地明白醒髓的内涵,想取得良好的临床疗效是有难度的。

(2)醒髓的临床运用

传统的各家技法在临床上都是以症状控制为主,这和临床内治法没有太大的区别。如果将中医的针灸等实用技能结合现代解剖学往生理性需求深挖下去,是有很大发展空间的。

① 针灸镇痛

针灸其实是"针"和"灸"两种操作方法的合称,是完全不同的两种应用场景。在杨继洲所著《针灸大成》中分别开来。"针"是对应体质壮实者或者临床需要以"通""泻"为主的症候群;而"灸"则偏向于体质虚弱者或者临床需要以

"温""补"为主的症候群。

"针"和"灸"都是建立在神经反射弧（图 5-52）基础之上的实践技能，不同的实操者可能会获得完全不同的临床效果。它首先是基础理论的掌握程度。其次是对老师言传身教的领悟和体感。最后是实践经验的积累。

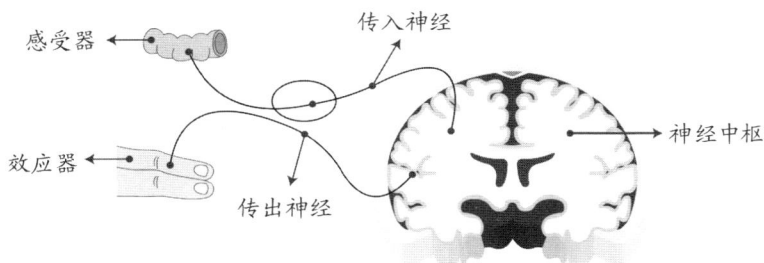

图 5-52　神经反射弧示意

神经系统具有感应控制功能，由于存在血脑屏障，对营养素和药物具有极高的选择性。很多神经症状无法得出精准诊断和命名，只能获得有限的临床效果（有的能诊断却无药可治，还有的既无法诊断，也无药可治）。对于各种疼痛而言，针灸则是较好的对症处理手段，针灸通过消除病因、疏通气血和调节反射弧来发挥镇痛作用。《素问·至真要大论》："逆者正治，从者反治，从少从多，观其事也。"气血运行障碍是最基础和最终末的病理反应。

头痛：四神聪、风池、大椎刺血、合谷、太阳穴透率谷、足临泣等。

三叉神经痛：列缺、地仓透颊车、迎香透上迎香、内迎香刺血、天枢、至阳等。

目痛：四神聪、合谷配太冲、神庭、曲池配耳尖刺血等。

牙痛：合谷、外关、太溪、行间等。

颈椎病：听宫、绝骨、火针局部点刺、曲池、肩井、肘尖、照海等。

心绞痛：膻中、内关、太溪、然谷刺血等。

带状疱疹痛：龙眼刺血、丘墟透照海、围刺等。

胆结石痛：丘墟透照海、曲池、足三里、章门、阳陵泉等。

胃脘痛：内关、足三里、中脘、天枢等。

尿结石痛：水道、天枢、归来、中封、蠡沟、中极、三阴交等。

肠梗阻痛：支沟、至阳、阴陵泉、阳陵泉、足三里、上巨虚、下巨虚、天枢等。

痛经：足三里、次髎、地机、血海、中封、灸神阙等。

腰椎病：中渚、中封、肾俞、昆仑、委中等。

足跟痛：太溪、昆仑、中封、丘墟透照海、承山刺血、阿是穴水针等。

② 中风康复

脑血管意外俗称"中风"。无论何种中风，都具有极高的致残率，甚至直接危及生命。中医有中经、中络、中腑和中脏的区别。究其实质是脑血管梗塞或出血的部位与程度不同而已。

第一部：建立脑对话机制。

中风已经是脑病的终末产物，在此之前会有预兆症状，如性情大变、睡眠障碍和认知记忆等功能大幅度衰退等。如果发生在青年时代，会产生焦虑、紧张和强迫等神经精神症状。由于地球引力会产生脑供血不足，在降压药物的干预下很难彻底逆转。

第二部：提高预防措施。

在中风之前，病人不相信自己会中风，而一旦中风之后就病急乱投医。"凡是预则立"的工程前置思想很难真正落实在行动上。如果不把健康保健和疾病预防放在首位去设计、规划人生，有些灾难性事件注定是无法避免的。

第三部：建立早期预警系统。

社会呼唤能解决病因健康问题的医生，可医生又已经在业务端忙得无暇他顾。体检报告都是由医生来解读的，要么正常，要么异常。医生给出的方案要么吃药，要么任其自然。等到需要吃药或者手术时再就诊。

第四部：完善救治福利和措施。

中风的康复工程或许要提前下沉到基层医疗机构。中医康复的关键就是驾驭膳食结构和非药物治疗。一来可以最大限度降低健康成本，二来可以顺势提高全民健康素养。

③ 帕金森病诊治

帕金森病症状记录最早见于金代医家张从正（字子和）的医著《儒门事亲》（"唯儒者能明其理，而事亲者当知医"；故命名为《儒门事亲》），而后明代孙一奎撰写的《赤水玄珠》（于 1584 年刊行）将其命名为"颤振"立案。主要症状包括静止性震颤、肌强直和运动迟缓等。药物"左旋多巴"使用一段时间后容易导致异动症和耐药性。其运动功能障碍与脑部纹状体功能缺失具有相关性。头为诸阳之会，最易受风感寒而致震颤发作。

早期诊断和干预能使生活自理能力得以提高。小续命汤出自《备急千金要方》卷八诸风第二，曾作为经验方在临床使用，特别是针对颈肩受寒所致者有一定作用。

小续命汤：治卒中风欲死，身体缓急，口目不正，舌强不能语，奄奄忽忽，神情闷乱，诸风服之皆验，不令人虚。

麻黄—两、杏仁—两、桂枝—两、甘草—两、人参—两、白芍—两、川芎—两、黄芩—两、汉防己—两、北防风—两半、附子（炮裂，去皮脐）—枚、生姜五两。

方解　麻黄、桂枝、杏仁、甘草：组方为麻黄汤义，主温经祛邪。

防风、防己：祛风止颤、利水消肿。

川芎、白芍、人参、黄芩：益阴活血、益气凉血。

附子、生姜：温胃解表、生发肾阳；中医有"治痿独取阳明"的历史。

④ 眼科摘要

清朝眼科大夫黄庭镜在《目经大成》中自序："理通太元者莫如医，而医责十全者尤在目。"其用五轮八廓理论来诠释眼科疾病谱带，对临床应用具有指导意义。内含五行八卦之义："五行之迹，著于轮中""八廓备位八卦，脉络左右经纬，贯通脏腑以应乎八卦之象。"在阐述病因、病机和方药手术等方面都有迹可循。

后世陈达夫教授总结前人经验，在《审视瑶函》基础上对八廓学说进一步发展；提出"六经为纲领、脏腑为基础"的审因论治辨证体系，极大地丰富了中医眼科内容。

《针灸集成》下卷六十八页记载睛中二穴的临床应用（俗称"金针拨翳法"）：在眼黑珠正中，取穴之法：先用布搭目外，以冷水淋一刻；方将三棱针于目外角离黑珠一分许针入半分之微，然后入金针约数分深。傍入自上层转拨向瞳仁轻轻而下斜插定目角，即能见物，一饭顷出针。轻扶仰卧，仍用青布搭目外，再以冷水淋三日，夜止。初针盘膝正坐，将巾一把两手握于胸前，宁心正视，其穴易得。

治一切内障，年久不能视物，顷刻光明，神秘穴也。

凡针人眼，先试针内障羊眼，能针羊眼复明，方针人眼，不可造次。

蝉花散主治男妇小儿远近目疾，或目胞风栗痒痛，或翳膜遮睛，或眼眶赤烂，或鳖睛胬肉，或瞳仁突出，拳毛倒睫，小儿痘症风眼皆治之。

蝉蜕—钱、炒蒺藜十六两、羌活二钱、川芎三钱、石决明三钱、防风三钱、茯苓三钱、赤芍三钱、当归四钱、炒苍术二钱、炙甘草六钱。

⑤ 伤科拾遗

赵廷海所辑《救伤秘旨》·三十六大穴图说："凡人身上有一百零八穴，内七十二穴不致命，不具论；三十六大穴俱致命之处，须用药调治。"

发散方:凡跌打损伤,先用发散为主。

川芎、枳壳、羌活、独活、泽兰、荆芥、防风、归尾、干姜各一钱加葱白三茎,水煎服。

十三味总方:伤穴基本方,随证加减应用。

三棱_{五钱},赤芍、骨碎补_{各一钱五分},当归、莪术、延胡索、

木香、乌药、青皮、桃仁、苏木_{各一钱}。

若伤重者大便不通,加大黄四钱;恐有瘀血入内涩滞,通瘀为主。用陈酒半斤煎,后加缩砂仁三钱同煎。

张觉人所著《外科十三方考》记录了伤科跳骨丹主治骨折骨挫者,具有肌肉紧张、消除痛感的作用。过量服用可出现马钱子中毒反应,故临床应谨慎把握适应证、精准剂量和服用方法。

跳骨丹

马钱子_{十六两},先用童便浸四十九日(每三日须换新童便一次,如能每天一换更好),然后取出换用米泔水浸七日,末后再以清水透三日(水当勤换,或者装袋置于流水中),去皮,炒干(温度要到二百七十四摄氏度左右)研粉。

枳壳_{八两},先用童便浸二十四日(在马钱子浸至二十五日时,将枳壳投入一起浸渍),然后取出,再用清水漂二日,烘干研粉。(枳壳须去穰)

羌活_{二两}、独活_{二两}、北细辛_{二两}、黄芪_{八两}、红花_{二两}、血竭_{四两}、乳香_{四两}、没药_{四两}、

台乌药_{二两}、狗脊_{四两}、土鳖虫_{四两}、三七_{四两}、朱砂_{二两}、骨碎补_{八两}、潼蒺藜_{四两}、

自然铜_{四两,火煅,醋淬七次}、飞天蜈蚣_{四两产四川都江堰}。

(原作者补充说明:如果没有飞天蜈蚣,可用碎蛇_{六钱},仙桃草_{四两}替代)

以上各药分别研细末,然后按照分量配合应用,凡遇骨折骨挫者,即以此药投之,如伤重者,可另加碎蛇末少许掺和用之,以骨接好为度。

用法:1~10岁每次用一分至一分半;10~20岁每次用二分至三分;20~30岁每次用四分至五分;30~40岁每次用五分至六分;40~60岁每次用六分。

此后均以六分为度,不可多用,用时以水一盏(能饮酒者,水酒各半更好)。同引药放入壶中煨浓,然后泌出药水调药末服之(药末忌煨),每晚服一次,伤重者可早晚各服一次。服后当避风,忌食豆类以及各种荤腥,更忌房事。

加引法:凡受伤者除按所伤部位加引外,勿论合部均宜加仙桃草五钱为引。

伤在头部者用川芎升麻各三钱为引;

伤在两膀及两手者用桂枝桑寄生各三钱为引;

伤在胸前者用枳壳桔梗各三钱为引；

伤在肾部者用补骨脂三钱为引；

伤在小腹者用大腹皮三钱为引；

伤在腰间者用杜仲四钱（伤重者加倍）为引；

伤在右胸者用陈皮木香各三钱为引；

伤在左胸者用地骨皮香附各三钱为引；

伤在两腿脚者用木瓜三钱牛膝五钱为引；

伤在背上者用独活三钱麻黄根一钱为引；

伤在全身者用红牛膝根八钱为引；

伤在大便不通者用桃仁木通熟军各二钱为引。

（3）河洛针法

传说伏羲皇每天都在思考着如何教化百姓。有一天他在黄河边一边散步一边思考着问题。突然，从河里游上来一个龙头马身的怪物，后人称其为龙马。龙马背上驼着河图（图 5-53）。

伏羲得此机遇悟到治国方略，引领华夏文明历经数千年而屹立不倒。虽然这只是一个传说，并无科学依据。但古人利用河图来强调规则次序的作用性，对历史还是产生了深远的影响。

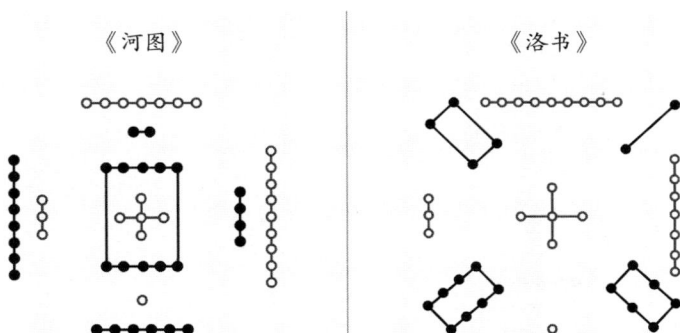

图 5-53　河图-洛书示意

河图洛书是远古时代人类与宇宙交际的产物，这里的河图是银河星系的排布规律，是对地球风雨雷电等自然现象产生关联的一种图形表示，是对东西南北中地理方位属性的认知体感。它强调的是生成与次序，所以形成的八卦称为先天八卦，强调的是规则。

　　洛书是讲究天人合一,适应性生存的和谐平衡法则;强调的是动态的匹配、万物制化的运行模式,特别强调时间序列的重用性。站在地球以外看宇宙就是河图思维,站在地球上看春夏秋冬就是洛书思维。河图洛书也从另外一个层面体现了中医的文化性。

　　人们对日影的观察,日晷是根据日影来计算时间的工具。古人观察日影,计算时间,必须先确定一个点。最简单的定位方法,就是以自己所站的这个位置为中心,按照东西南北画一个"十"字图案,这样就有了指向东西南北中的五个方位。五和五位的概念就用数字1~5表示。按照古代首领坐北面南而听天下的习惯,故北为一,南为二,东为三,西为四,中为五,这叫五位。将1~10按照五位序进行排列,则一位得六,二位得七,三位得八,四位得九,五位得十,十又有南北线和东西线相交之义。一与六居北,二与七居南,三与八居东,四与九居西,五与十合居中。皆是一奇一偶之合,即阴阳之合,且六七八九十是分别与一二三四五相合,故一二三四五为生数。六七八九十为成数,口诀是"一六共宗,为水居北;二七同道,为火居南;三八为朋,为木居东;四九为友,为金居西;五十同途,为土居中"。用白点来表示奇数为阳,黑点来表示偶数为阴,此则为河图的由来(图5-54)。

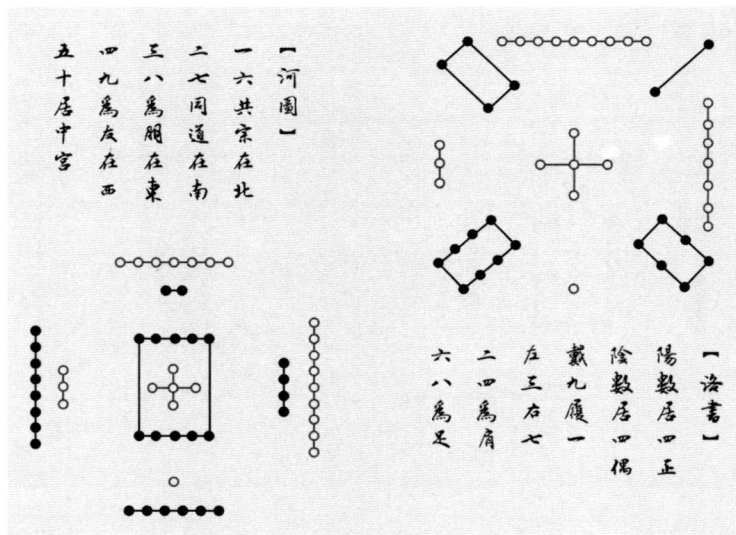

图 5-54　河图·洛书

洛书是远古文明的产物,是一种关于天际空间变化脉络的图案,它是以黑点与白点为基本要素。以一定方式构成若干不同组合,并整体上排列成矩阵的图示。洛书一到九数是天地变化数,万物有气即有形,有形即有质,有质即有数,有数即有相,"气形质数相"五要素用洛书来图示表达,它们之间巧妙组合,融于一体,以此构建一个宇宙时空合一、万物生成演化运行模式。口诀为"戴九履一,左三右七,四二为肩,八六为足",这即是九宫数,也叫九宫格,也是后天八卦的数。在东南西北四正方位全是奇数,代表天;各配两个天干和一个地支。东北、东南、西北、西南四隅方位全是偶数代表地。四隅方位没有天干,配两个地支。河图洛书分体用,河图为体,洛书为用。河图在三易中主不易和简易为常态,好比一个人的本体。洛书主变异,主变数,好比一个人一生的轨迹。河图生成先天八卦,洛书配后天八卦,卦本身没有变化,只是位置发生变化了。

洛书的数字 1 在正北方,配坎卦,属水"一白贪狼星"。奇门是休门,配两个天干是"壬"和"癸"。地支是"子",人体是尾椎骨和下阴的部位。

洛书的数字 2 在西南方,配坤卦,属土"二黑巨门星"。奇门是死门,二黑在四隅的位置,不含天干。坤方二黑的两个地支是"未土"和"申金",人体是右肩。

洛书的数字 3 在正东方,配震卦属木,"三碧禄存星"。奇门是伤门,天干是甲和乙,地支是卯,人体在左腰、左臂和左手。

一白二黑三碧,在三元九运为"上元三运",各自运行 20 年,共一个甲子 60 年。

洛书的数字 4,在东南方,配巽卦属木,"四绿文曲星"。奇门是杜门,四隅之地没有天干,两个地支是"辰土"和"巳火",人体在左肩。

洛书的数字 5,在九宫的正中央,属土兼火性,此处是阴阳界的出入口,主生死,所以没有卦位。中宫随元气的运行,寄养在坤艮离兑。九星为廉贞星,天干是"戊"和"己",人体己为前胸,戊为后背。

洛书的数字 6 在西北方,配乾卦属金,"六白武曲星"。奇门是开门。这个地方没有天干,两个地支是"戌土"和"亥水",人体在右腿、右脚。

四绿五黄六白这三个数字为中元三运,这 60 年叫"中元甲子"。

洛书的数字 7 在正西方,配兑卦属金,"七赤破军星"。奇门是惊门,两个天干是"庚"和"辛",地支是"酉金",人体在右腰、右背和右手部位。

洛书的数字 8 在东北方,配艮卦属土,"八白左辅星"。奇门是生门,没有天干,两个地支是"丑土"和"寅木",人体在左腿左脚。

洛书的数字 9 在正南方,配离卦属火,"九紫右弼星"。奇门是景门,两个天干是"丙火"和"丁火",地支是午火,人体是头部和眼睛。

七赤八白九紫为下元三运,这 60 年为"下元甲子"。后天八卦表示的是五行相生的规律,从东到南到中到西到北再到东,顺序是木生火,火生土,土生金,金生水,水生木。

洛书是按照一二三四五六七八九的方位运行,洛书在运用中比河图重要得多。河图只管天下众生的原貌,天下众生的生老病死、成功失败都归洛书管。口诀:"一数坎兮二数坤,三震四巽数中分;五为中宫六乾是,七兑八艮九离门"(图5-55)。

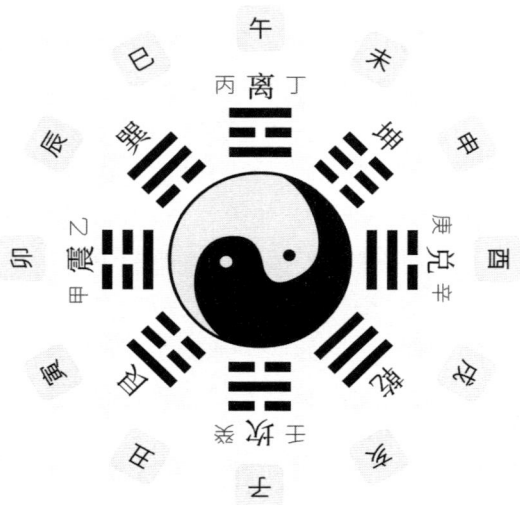

图 5-55　洛书运气示意

河洛针法的基本思想在于"辨证为前提""病机为靶点""高效为目标""满意为宗旨"。基本治法是驱邪固本、平衡气血和循机取穴。体现"奇偶相配、生成制化"的宇宙至理。洛书九宫如表图 5-15 所示。

表 5-15　洛书配数示意

4 巽宫	9 离宫	2 坤宫
3 震宫	5 中宫	7 兑宫
8 艮宫	1 坎宫	6 乾宫

将洛书九宫作为一个针刺单元来思考定位,一方面可以整个人为主体来定法取穴,另一方面也可以某个脏器、某条经络或局部为主体来定法取穴。但

一定要紧紧抓住"辨证循迹定穴"的基本原则,取穴是动态的匹配各种病情需要。河洛针法选穴示意如表 5-16 所示。

图 5-16　河洛选穴示意

部位 ＼ 数字	1	2	3	4	5	6	7	8	9
人(举例)	涌泉	臑会	期门	曲池	中脘	风市	章门	环跳	百会
心脏									
脾经									
左臂									
膝关节									

河洛针法类同于阴阳的概念,可以在全身选穴定穴,也可以在局部完成相应的配穴。临床疗效取决于辨证定穴的精准度和手法的乖巧轻灵。

4.众妙之门

《道德经》第一章:"道可道,非常道;名可名,非常名。无名,天地之始,有名,万物之母。故常无欲,以观其妙,常有欲,以观其徼。此两者,同出而异名,同谓之玄,玄之又玄,众妙之门。"洞察世间万物的规律,可以让人生的试错成本降至最低。

(1)规划人生

生命历程中的每件事情,都与认知息息相关,认知决定着行动的结果。《红楼梦》中"宁府上房对联""世事洞明皆学问,人情练达即文章"这副对联道尽了《红楼梦》的世间百态。

首先,如何获得人生满意度。时间是生命的最基本要求。人生规划中如果没有时间概念,规划就会和实际相差甚远。人生的美妙体感都是建立在以时间为基础的累积成长经验。拖沓让人浪费青春,最后一事无成。让整个人生都在抱怨、焦虑和沮丧中度过。

其次,人生扳机点在哪里。每个人都可以找到自己生命价值的投放点,这是人生的扳机点,也是幸福人生的着点。

再其次,如何获取优质心境。人虽然是环境的产物,但规划的人生目标会促使自己主动去寻找合适环境。与内心目标匹配的环境可以打造出优质心境。

最后,生命的归属。这个答案建立在找到团队和组织。原始社会都不会单打独斗,何况是科技高度发达的今天。

人生的成长速度是以技术为基础,再加学习、认知和人际关系等为加速度。个人再叠加到时代潮流中,才能焕发出最大生命力。

在人的生理功能和社会属性中,社会属性从属于生理功能,但对生理功能又具有极大的反作用,对生理功能具有极强的趋势驱动力。生理功能最优状态不但取决于生理属性,还取决于社会属性。认知社会属性的核心取决于成长性需求。

人生由工程前置性思维主导的话,各种效率都会很高,甚至超出原始预期。人生的很多陷阱来源于无知,无知也会产生偏见。每个人都相信自己的判断,大众意识则诞生于此。卓越的个人能力不容易被大众接受,大众意识是基于安全需求的潜意识。

（2）和解自己

和解自己是高质量生命的基础,前提是接受自己,给灵魂找个安放之所。社会需求是人生目标的内驱力,如果对社会需求缺乏了解就很难作出精准选择。由此引发的各种不良情绪将充斥整个生命历程。

家庭教育是个体的启蒙课程,家教家风会在身上烙下印记。同时也铸就了最早期的"社会雏形",自己每天都在家中进行着适应。左邻右舍、亲朋好友就是更大的社会圈子。然后是生活、工作的业务圈层,再然后就是不断地升级迭代。不断地延长自己的生命长度,既是心理需求,也是社会需求。

开心和痛苦与生命的本源有相通的地方,深层次讲就是人生的终极目标。开心和痛苦不是单独存在的,有开心就一定有痛苦,有痛苦就会有开心,人生想活成什么样是由自己来主导的。

心境当中的"黄金法则"和"反黄金法则"不太好理解。

"黄金法则"就是在人际关系中,自己希望别人怎样对我,我就这样对别人。

"反黄金法则"就是我如何对别人,别人就应该这样对我。践行黄金法则情绪好,反之,践行的一定是反黄金法则。正向情绪是欢喜的、快乐的、愉悦的,能带给别人很舒服的感觉。负向情绪是压抑的、愤怒的、悲伤的、低沉的,是带给别人痛苦的体感。

情绪是内在心境的外部表现形式,把控情绪可以获得不同的心境。当发泄情绪的时候,可以先深呼吸三秒钟,在这三秒里努力想一下,这样会给别人带来怎样的心境？如果不是别人需要的，就要对是否发泄情绪做一个决定。谚语"快乐与人分享，快乐加倍；痛苦与人分享，痛苦减半"。人活在世上就是和喜欢的人或者不喜欢的人打交道，做着讨厌的事或者喜欢的事。人生最好的导师就是自己的"劲敌"，因为劲敌永远针对自己的薄弱环节发起攻击，尽管每个人都未必知道自己最薄弱的是什么，可劲敌天天都在研究、算计自己。灵魂的最高境界就是可以通过自己的劲敌，找到自己最薄弱的环节加以精进和成长，最后达到自己需要的目标，让身心合而为一的境界。

（3）三元赋能

三元包括元能、元神、元阳。用中医去维护脏腑的生理功能就是"元阳赋能"。如果在临床上没有元阳赋能的概念，就可能损伤脏腑。能够被直接感知到的只有元阳，是每个组织器官的正常生理活动。如果人体没有元阳就处于无意识状态。如果器官没有元阳，器官就会出现病理变化。如果元阳的概念不清楚，临床运用的逻辑就会有障碍。如果把元阳和广义的痉证合在一起，就平衡了生理和病理、结构和功能的逻辑关系。

《灵枢·本神》："两精相搏谓之神。"就是指没有先天之髓则无有后天之阳。五谷精微没有宗气的濡养则无以化生元阳之气。意识对元阳具有调控机制，生活中的应激事件，可以最大限度激发身体潜能。

脏腑组织器官的元阳功能，是生命力的精神内核。没有肾气的温煦，五藏则无以化生其元阳，如脾阳不振、心阳不鼓等。

能感知的"元阳"是由看不见的"元神"决定的。当元神饱满充足的时候，会出现行动敏捷、思维敏锐等极富生命力特征的表现。"元神"、"无神"和"失神"只是程度上的差别而已。元神亢进就会鼓动元阳外露，表现为只管表达自己诉求而罔顾他人感受。反之则逃避、封闭自己而不与人交流和沟通。

元神是生命力的内在因素。元神支配元阳进行各种生理活动。而元能是细胞最原始的能量场，是元神的决定因素，它与遗传、营养、创伤等因素密切相关。元能决定元神，元神决定元阳，就可以推出元能决定元阳的结论。细胞生命力决定人的生命力。随着生命历程的增长，大脑、心脏、肺、骨骼的生命力越来越差，所以就出现各种功能障碍，甚至患上各种癌瘤。元能元神元阳的逻辑如图 5-56 所示。

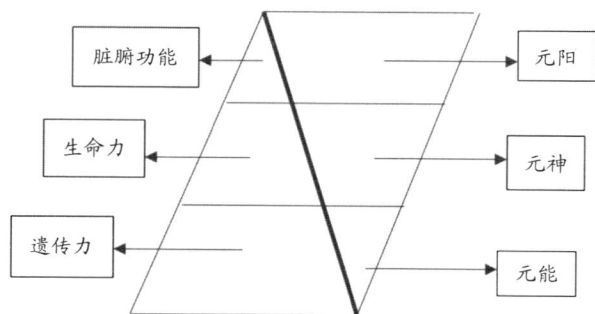

图 5-56 三元功能属性示意

最上面的元阳是个体所呈现的象。比如说表现得精神很好,支撑象的是看不见的元神,而元神又是元能来决定其功能强弱的,谁改变了元能的根就能改变元阳的象。

元能的底层逻辑是用进废退和适者生存。很多疾病谱带都是由元能适应内外环境而调控元神,最后以元阳方式呈现的。临床上经常见到父亲患高血压、妈妈患糖尿病,而子女既有高血压又有糖尿病的患者。疾病谱带找不到源头时,就回到元阳的象、元神的果、元能的根上思考就比较简单。

(4)高维生命

情绪是心境的表达方式。它是有时间限制的。而心境是情感属性,它具有长时效性。人在面临生存选择的时候,会回归生物本能的潜意识中。做动物药理实验的时候,观察到被注射药物的动物很快就被同伴攻击。"我是谁"不仅是角色问题,也是人生定位问题。"我要怎么活"和"我会怎么死"则是生命观问题。想好"怎么死"后再来"怎么活"就比较简单了。

生命的源代码就是时间轴。把时间轴整明白以后就不难解决生命的层级问题。如果抹掉人的社会角色,回归单一的生物本能来思考生命层级问题,就会比较简单。生命随着时间走向,起始阶段的各种需求量是往上的。到了"三十而立"的时间节点后,就能自力更生养活自己。随着时间轴线的延伸,生命的各种需求量就开始降低,"五十知天命"后逐渐走向生命的终点。当生命的创造量不断倍增的时候,生命载量就越大,生命的层级也就越高。生命层级的外延,就是放在时间轴当中,生命价值最大化。

　　人是环境的产物，一定要与社会环境和谐相处，生命层级才会赋能幸福指数。它包括生存环境、经济基础、意识形态、身体健康诸多要素。生存、心境和灵魂可以是个人或者组织，也可以是社会。当把生存、安全、创造等要素与社会环境匹配时，契合度越高就表示社会适应能力越强，生命价值也越能最大化。创造性思维模式是高维生命的典型特征，灵感就是创造性思维过程中的外在表现。

　　生存问题离不开健康的体魄，就需要具备善于倾听身体信号的能力。用有限的生命历程铸就无限的生命价值，也是高维生命的显著特征。

　　人类就是在不断追求美好生活的理想下，不断激发自己的创造力，才有现在的人类社会环境。个人的力量是有限的，而团队的能量是没有上限的，将个人能力融入团队倍增抗风险能力也是高维生命的表现。

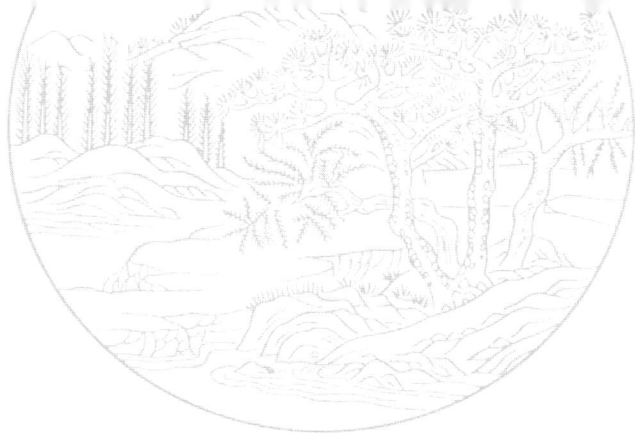

第六章

中医全生命周期管理

中医的文化属性在于中医生活化,它的技术属性在于适用性,它的科学属性在于太多未知领域等待研究。

"祖母无臣,无以终余年"是俊羲计划的中医价值。也是中华民族的传统美德。

第一节　中医俊羲计划

《山海经·大荒东经》:"东南海之外,甘水之间,有羲和之国,有女子名曰羲和,方浴日于甘渊,羲和者,帝俊之妻,是生十日。""俊羲计划"就是希望每个家庭都充满阳光,没有因为孩子患病而痛苦。"胎毒"概念见于元代龚廷贤先生《寿世保元·小儿初生杂证论方》:"良由在胎之时,母失爱护,或劳动气血相干,或坐卧饥饱相役,饮酒食肉,冷热相制,恐怖惊扑,血脉相乱,蕴毒于内,损伤胎元,而降生之后,故有胎寒、胎热、胎肥、胎怯、胎惊、胎黄诸症生焉。"胎毒的底层逻辑如图6-1所示。

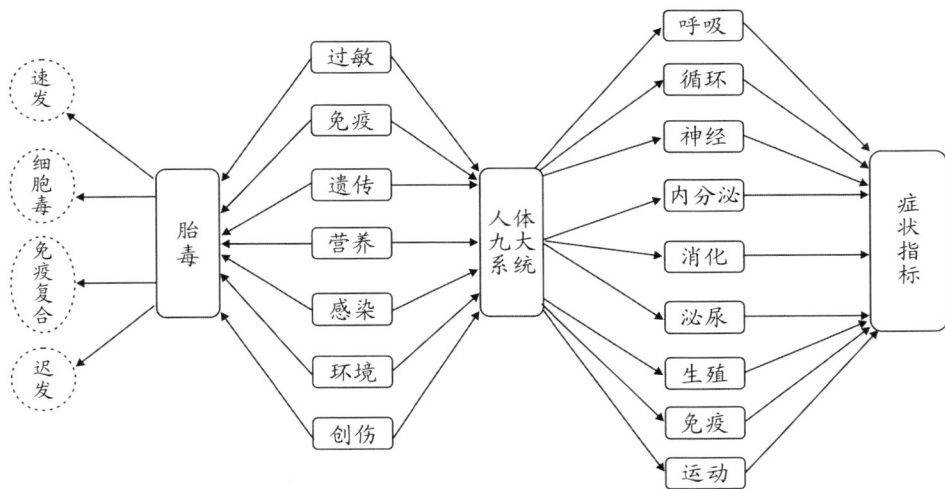

图 6-1　胎毒的底层逻辑示意

人体所有的症状和异常指标都一定会有相应的组织器官受损,相应的组织器官分属于不同的系统,这些系统构成了完整的个体。个体又受到不同因素的作用而表现出相应的思维和行为模式,这些因素包括遗传、免疫、营养、感染和创伤等。当这些因素作用于受精卵的分化发育过程就会影响胎儿的正常发育,从而构成相应的异常表现。如过敏、湿疹、抽动秽语、神经精神障碍、组织器官发育异常等,胎毒往往以"速发""细胞毒""免疫复合"和"迟发"四种形式表现出来。

胚胎发育周期如图6-2所示。

受精卵着床以后,一定会受到来自母体内环境和外界环境的影响。这种影响在不同的时间节点会影响不同的组织和器官发育,从而为出生后相应器官的发育障碍提供了条件。如果能够在怀孕期间对这种不良影响作出屏蔽,则可为生出健康孩子打下基础。帝俊和羲和诞生太阳为世界带来了温暖,故此以"俊羲计划"愿景家庭阳光、幸福美满。我们发现太桑膏对调理生殖能力有益。

太桑膏:太子参 9 克、桑葚子 9 克煎取 150 毫升,每次取用 15 毫升饮用。

男性常见的第一种疾病叫精神压力性疾病,第二种是生殖腺性疾病,第三种是尿路感染性疾病。男性的压力疾病包括胃炎、脂肪肝、酒精肝、痛风和失眠焦虑等。生殖腺性疾病包括无精症、附睾炎、前列腺炎、前列腺增生和前列腺癌等。尿路感染性疾病由结石、高尿酸等引起,会阴发热可以促进前列腺动脉和直肠下静脉的血流,促进炎性废物的代谢。

女性常见的第一种疾病是情绪障碍,第二种是乳腺疾病,第三种是盆腔疾病,第四种是癌瘤性疾病。怀孕生产等对女性的影响非常深远。

常见生殖性疾病谱带如表 6-1 所示。

表 6-1　生殖性关系

	附睾	性腺	尿道	压力
男性				
一轴二线三点四面				
	情感	乳腺	盆腔	癌瘤
女性				

垂体性腺轴是整个生殖性疾病谱带的解剖基础。首先,优质的睡眠可以最大程度地修复身体状态。其次,孕激素和雌激素的平衡周期,可以成功调节肠脑轴的运行。最后,理气、化痰和祛瘀是有效治疗囊肿和肌瘤的治则治法。性激素相对面如图 6-3 所示。

胚胎发育周期

呼吸系统
- 肺
  - 4周 肺芽
  - 2个月 支气管
  - 6个月 细支气管
  - 7个月 肺泡,此时肺已拥有氧气交换的功能

眼和耳(第4周)
- 眼
  - 第4周 神经外胚层演化出视泡
  - 第5周 分化出节细胞、视锥/视杆细胞、双极细胞、无长突细胞、视网膜
  - 第7周 视神经
- 耳
  - 内耳
    - 第4周 表皮外胚层演化出听泡
    - 第4个月 听板、听囊、听泡
    - 3个月 膜迷路
    - 5个月 骨迷路
  - 中耳
    - 9周 管鼓隐窝
    - 6个月 3个听小骨
  - 外耳
    - 第2月末 外耳道外侧段
    - 7个月末 外耳道内侧段

泌尿生殖系统
- 肾 第12周开始产生尿液,构成羊水的主要来源
- 睾丸和卵巢
  - 睾丸
    - 7~8月 睾丸进入阴囊形成睾丸素
    - 8周时睾丸素之间的间充质细胞演化为睾丸间质细胞,有分泌雄激素的功能
  - 卵巢
    - 第10周后卵巢髓质
    - 3~4个月卵原细胞

消化系统
- 11周时小肠开始蠕动,16周时胃肠功能基本建立,胎儿可吞咽羊水、吸收水分、氨基酸、葡萄糖等营养物质

循环系统
- 心脏
  - 心室18~19天 围心腔 28天 心房室
  - 心壁22天 心管23~25天心壁
  - 第6~7月 B超可置见心脏跳动
- 血液—血细胞
  - 2个月 出现粒细胞—白细胞—红细胞
  - 妊娠早期来自卵黄囊,10周以后主要由肝脏生成
- 血管
  - 18~20天 原始血管网
  - 第三周末 原始血管通路
  - 第三周末一对心管,一对腹主动脉,一对弓动脉
  - 3周末 胚体循环、卵黄囊循环、脐循环
  - 4~5周 脊髓前根芽

神经系统
- 脊髓
  - 3个月 脊髓与脊柱等长
  - 4个月 颈膨大和腰膨大,分出颈、胸、腰、骶区和马尾
  - 3周 神经板 4周 神经管—神经组织
  - 4周末 三个脑泡
- 脑
  - 5月 前脑泡形成端脑;前脑泡尾形成间脑;中脑泡成中脑;菱脑泡成后脑(脑桥和小脑);尾段成末脑(延髓)
  - 垂体 2月末
  - 松果体 5月 松果体假5月 肾上腺的胎儿皮质;神经系统相关内分泌腺
  - 肾上腺皮质 5月 肾上腺的胎儿皮质;出生时可见球状带和束状带,3岁时才出现网状带
  - 肾上腺髓质 6周 分化嗜铬细胞;出生后12~18月,髓质发育完善

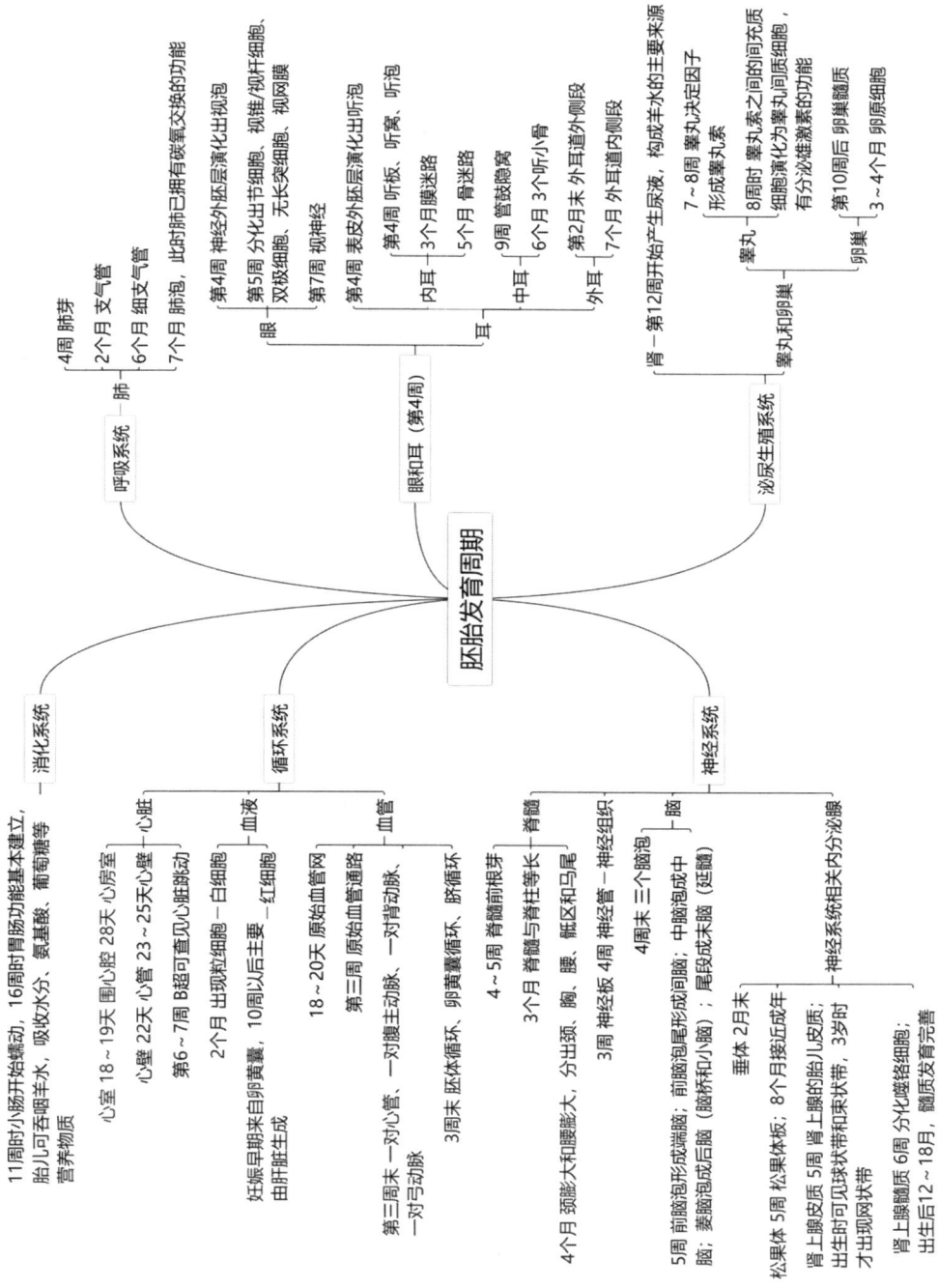

图 6-2　胚胎发育周期

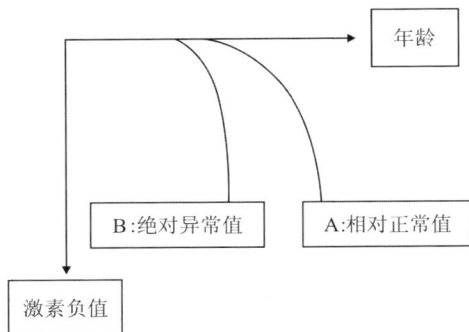

图 6-3 年龄激素关系图

清·傅山所著《傅青主女科》中记载了很多临床适用的方剂。如完带汤、逐瘀止血汤、宣郁通经汤、通乳丹、趁痛散等。兹录如下：

完带汤：主治妇人终年累月下流白物，如涕如唾，不能禁止。

白术一两土炒、山药一两炒、人参二钱、白芍五钱酒炒、车前子三钱酒炒
甘草一钱、苍术三钱制、陈皮五分、黑芥穗五分、柴胡六分。水煎服。

逐瘀止血汤：主治升高坠落，或闪挫受伤，以致恶血下流；手按而痛。

生地一两酒炒、大黄三钱、赤芍三钱、丹皮一钱
当归尾五钱、枳壳五钱炒、龟板三钱醋炙、桃仁十粒泡炒研。水煎服。

宣郁通经汤：主治经前服痛数日，而后经水行者。

白芍五钱酒炒、当归五钱酒洗、丹皮五钱、山栀子三钱炒、白芥子二钱炒研
柴胡一钱、香附一钱酒炒、川郁金一钱醋炒、黄芩一钱酒炒、生甘草一钱。水煎服。

通乳丹：主治产后无乳。

人参一两、生黄芪一两、当归二两酒洗、麦冬五钱去心、木通三分、
桔梗三分、七孔猪蹄二个去爪壳。水煎服。

趁痛散：主治产后气弱血阻，腰背不能转侧。

当归一钱，甘草、黄芪、白术、独活各八分，肉桂、牛膝各八分，薤白五根、姜三片。水煎服。

第二节 祖母终余年

西晋·李密在《陈情表》中陈述："臣无祖母，无以至今日，祖母无臣，无以

终余年。母孙二人,更相为命,是以区区不能废远。"深情地表达了"父母在,不远行"的孝道文化。

现代高科技发展了生产力,解放的劳动力将对服务业产生深远影响。"居家养老-社区医护-数字生命"或许是一条可以探寻的模式,有效的数据流是提高 AI 工程质量的基础。将零散的、阶段性的数据链进行系统的工程处理,将产生社会和经济价值。"居家养老-社区医护-数字生命"模式如图 6-4 所示。

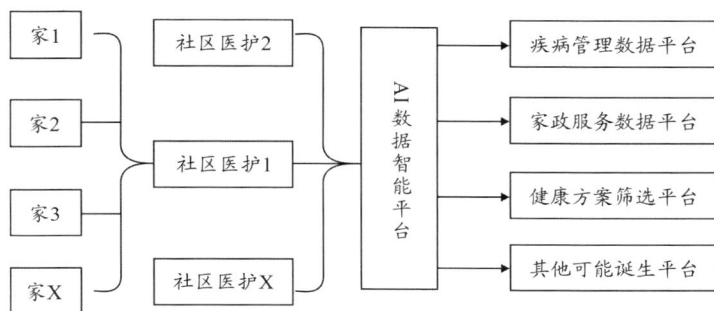

图 6-4　AI 模型逻辑示意

总之,中医进入家庭,可以有效缓解疾病的家庭负担和增强家庭幸福指数。

第三节　常用处方

1. 正元丹

酒大黄 20 克、玄参 30 克、夏枯草 30 克、土茯苓 30 克、浙贝母 20 克、生地 30 克、水蛭 20 克、姜半夏 15 克、薤白 20 克、苦参 12 克

2. 乾坤丹

酒大黄 20 克、玄参 30 克、夏枯草 30 克、土茯苓 30 克、浙贝母 20 克

3. 百合清肺汤

干百合 100 克、陈皮 15 克、大蒜 10 瓣、冰糖 50 克

4. 软肝煎

重楼 15 克、郁金 20 克、鳖甲 30 克、牡蛎 15 克

致　谢

　　感谢党和国家对中医事业的政策扶持！感谢联合国健康产业基金会中医药委员会会长贾世军先生的鼎力支持。感谢对著作给予巨大帮助的余成祥、黄忠强、吴信河、韩世忠、陆颖、刘子彬、林雨波、何中林、黄海红、但铭、尹冰清、陈翔麟等同行。

　　独木难成林，百花才是春。在完成本书的过程中，无数人给予了巨大的帮助和支持，在此一并致以深深地感谢。

余成麟　汪淼

2024 年 8 月 1 日

参考书目

邹学熹.医易汇通[M].成都:四川科学技术出版社,1992.

张介宾撰.景岳全书[M].北京:中人民卫生出版社,2007.

余成麟.中医居家护理学[M].杭州:浙江大学出版社,2016.

程士德.内经讲义[M].上海:上海科学技术出版社,1984.

余成麟.仁术篡言[M].杭州:浙江大学出版社,2019.

印会河.中医基础理论[M].上海:上海科学技术出版社,1984.

曲黎敏.黄帝内经养生智慧[M].成都:四川科学技术出版社,2016.

赵俊欣.十一师秘要[M].北京:学苑出版社,2009.

申维注译评.道德经[M].北京:线装书局,2014.

许浚.东医宝鉴[M].北京:华龄出版社,2020.

傅山.傅青主女科[M].上海:上海人民出版社,1978.

陈广忠译注.淮南子[M].北京:中华书局,2022.

异远真人.救伤秘旨/跌损妙方[M].上海:上海科学技术出版社,1958.

曹锡珍.中医按摩手法[M].天津:人民体育出版社,1979.

李永昌.中国按摩术[M].合肥:安徽科学技术出版社,1985.

孙思邈.千金方[M].北京:光明日报出版社,2015.

钱学森.人体科学与现代科技发展纵横观[M].北京:人民出版社,1996.

龚廷贤.寿世保元[M].北京:人民卫生出版社,2001.

葛洪.肘后备急要方[M].天津:天津科学出版社,2000.

于天源.按摩推拿学[M].北京:中国中医药出版社,2015.

方韬译注.山海经[M].北京:中华书局,2011.

田代华整理.黄帝内经·素问经[M].北京:人民卫生出版社,2005.

田代华等整理.黄帝内经·灵枢经[M].北京:人民卫生出版社,2005.

黄瑛整理.寿亲养老新书[M].北京:人民卫生出版社,2007.

雷丰.时病论[M].北京:人民卫生出版社,1964.

唐容川.血证论[M].上海:上海人民出版社,1977.

徐安龙.推动中医药为构建人类命运共同体发挥更大作用.光明网,2023-06-04.

徐瑞华.肿瘤学[M].北京:人民卫生出版社,2020.

清·廖润鸿编.针灸集成[M].北京:北京市中国书店,1985.

罗国芬.陈达夫中医眼科临床经验[M].成都:四川科学技术出版社,1985.

清·黄庭镜著.目经大成[M].北京:中医古籍出版社,1987.

张觉人编订.外科十三方考[M].北京:学苑出版社,2009.

山东医学院《人体机能学》编写组.人体机能学[M].北京:人民卫生出版社,1975.

贺普仁.针灸治痛[M].北京:北京科学技术文献出版社,1987.

刘鸣.神经内科学[M].北京:人民卫生出版社,2008.

南京中医学院金匮教研室.金匮教学参考资料[M].上海:上海科学技术出版社,1963.

施杞.临床中医脑病学[M].北京:科学出版社,1997.

王永贵.解剖学[M].北京:人民卫生出版社,1994.

图书在版编目（CIP）数据

中医工程概论 / 余成麟，汪淼著. -- 杭州 ：浙江
大学出版社，2025. 5. -- ISBN 978-7-308-26155-5

Ⅰ. R2

中国国家版本馆 CIP 数据核字第 2025B9H527 号

中医工程概论

余成麟　汪　淼　著

责任编辑	徐素君	
责任校对	傅百荣	
封面设计	雷建军	
出版发行	浙江大学出版社	
	（杭州市天目山路 148 号　邮政编码 310007）	
	（网址：http://www.zjupress.com）	
排　　版	杭州隆盛图文制作有限公司	
印　　刷	浙江新华数码印务有限公司	
开　　本	710mm×1000mm　1/16	
印　　张	10	
字　　数	202 千	
版 印 次	2025 年 5 月第 1 版　2025 年 5 月第 1 次印刷	
书　　号	ISBN 978-7-308-26155-5	
定　　价	168.00 元	